Ernst H. Gombrich, Kunsthistoriker in der Nachfolge Aby Warburgs, lädt zu einem Gang durch die Kunst der Schatten ein: Anhand vieler Beispiele – von der Antike bis zu Henri Cartier-Bresson – geht er dem erstaunlichen Phänomen nach, daß Künstler zwar schon immer mit Licht und Schatten modellierten, ihren Gegenständen aber nur relativ selten gestatteten, einen eigenen Schatten zu werfen.

Wer Gombrich auf seinem Weg durch das imaginäre Museum der Schatten folgt, gewinnt nicht nur auf beiläufige Weise einen neuen Blick für die unendliche Vielfalt der Verteilung von Licht und Schatten, sondern erfährt auch, wie die Maler damit arbeiten. Und er wird zu eigenen Entdeckungen beim Betrachten von Bildern ermutigt.

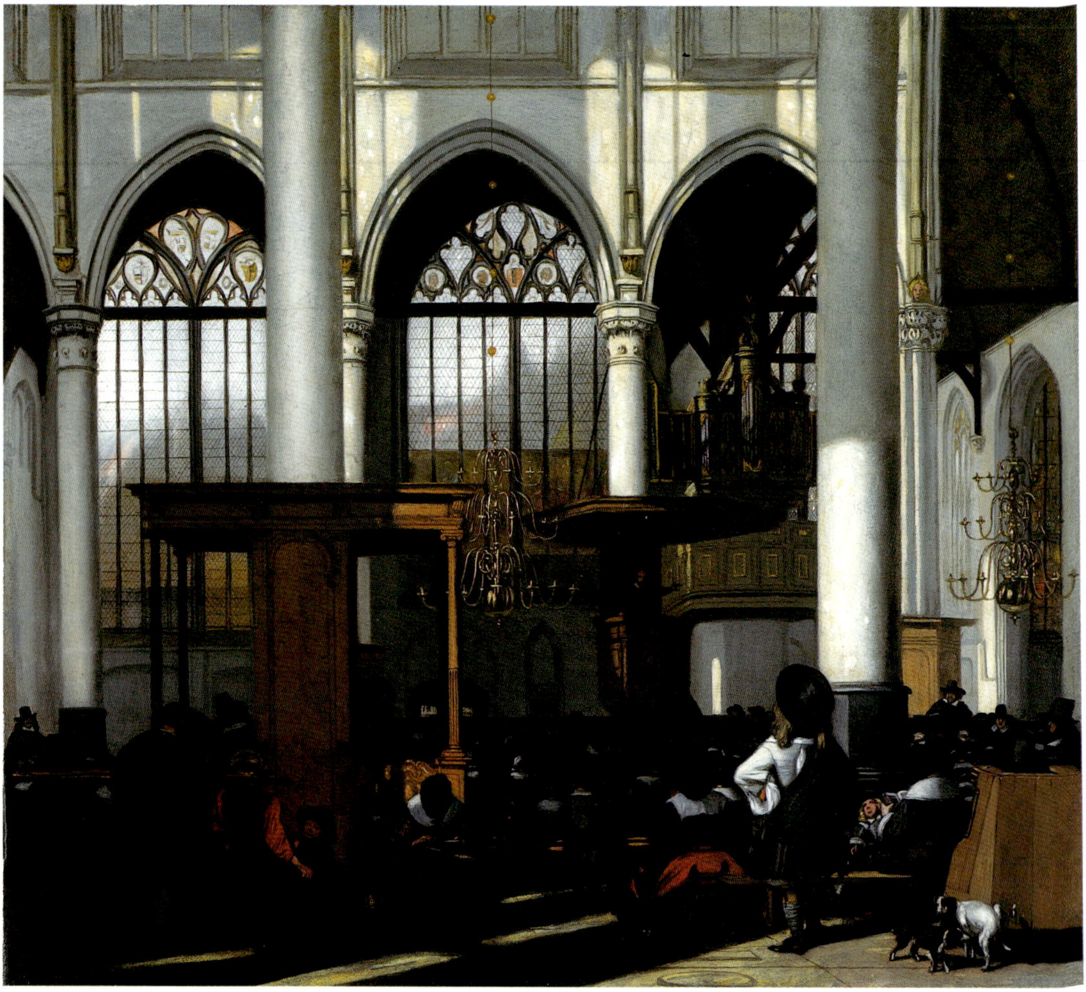

Emanuel de Witte, *Das Innere der Oude Kerk, Amsterdam, während einer Predigt,* ca. 1660. Öl/Leinwand, 51,1 × 56,2 cm

Ernst H. Gombrich

SCHATTEN

Ihre Darstellung in der abendländischen Kunst

Aus dem Englischen von
Robin Cackett

Verlag Klaus Wagenbach Berlin

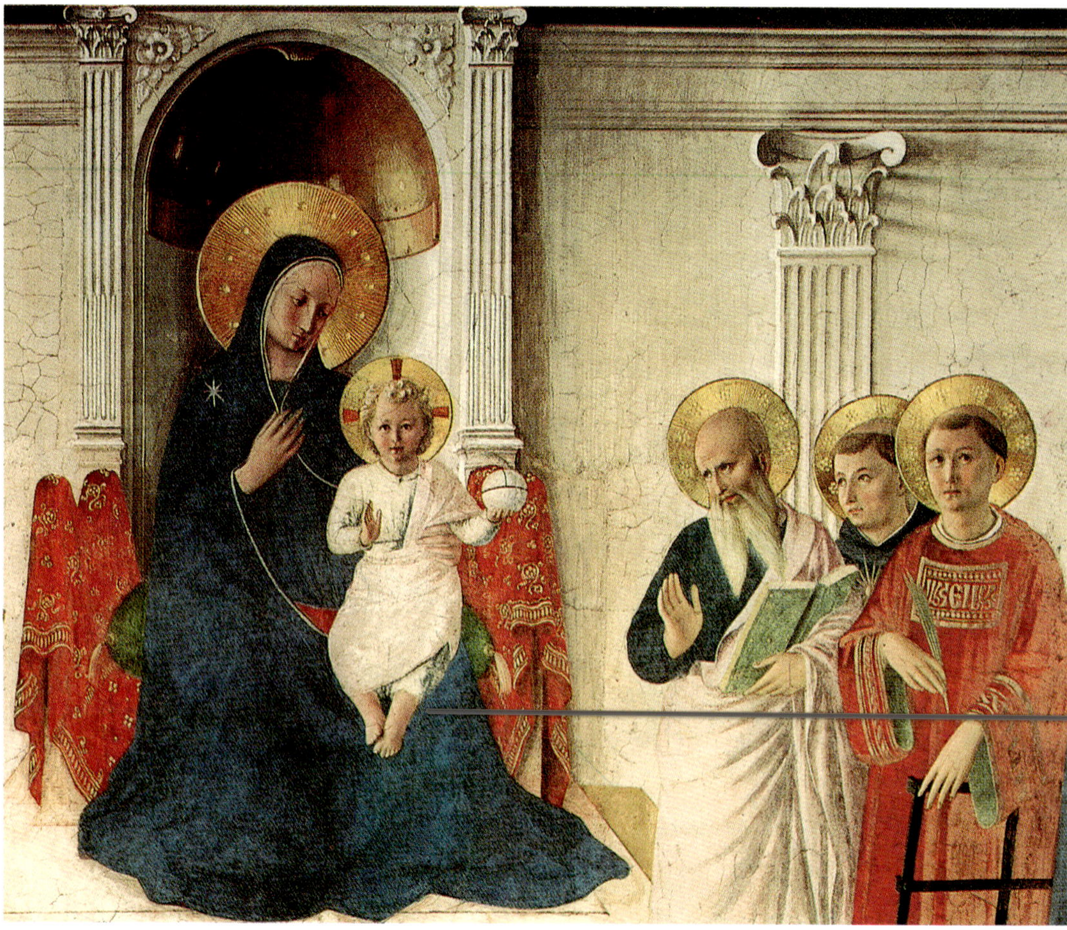

Fra Angelico,
Madonna mit Kind und acht Heiligen,
(Ausschnitt), ca. 1450. Fresko.
San Marco, Florenz

Inhalt

Zur Einführung

Es wird meine Leser kaum überraschen, daß diese knappe Übersicht über ein weitläufiges Thema ihre Entstehung einem bestimmten Anlaß verdankt: Die Londoner *National Gallery* stellt seit einigen Jahren einen ihrer kleineren Räume zur Verfügung, um zeitgenössischen Künstlern die Gelegenheit zu bieten, eine Auswahl von Bildern aus ihrem reichen Bestand zu zeigen, die für sie und ihre Kunst von besonderer Bedeutung sind. Ich betrachte es als eine große Ehre, daß Neil MacGregor, der Direktor der Sammlung, beschloß, ausnahmsweise auch mir, als Kunsthistoriker, die Möglichkeit zu geben, eine derartige persönliche Wahl zu treffen. Ich schlug ihm einige Problemkreise vor, die mir am Herzen liegen, und er suchte sich eben das Thema der Schlagschatten aus, das vielleicht in der Kunstgeschichte ein wenig vernachlässigt war. Der Widerhall im Publikum und in der Presse gab ihm recht, und so hoffe ich, daß der vorliegende Band auch dazu dienen kann, daß das Thema nicht wieder in Vergessenheit gerät.

London, im März 1996 — *E. H. Gombrich*

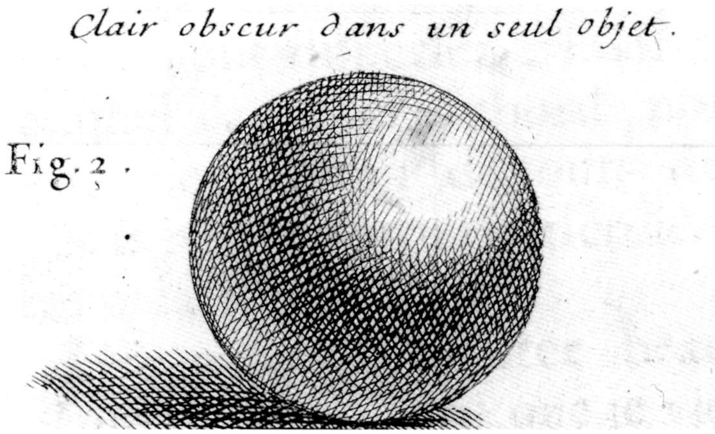

1 Detail aus einem Stich von Roger de Piles, *Elémens de la Peinture Pratique,* Paris 1684.

»SCHATTEN: Die Dunkelheit, die durch undurchsichtige Körper auf der Gegenseite des beleuchteten Teils erzeugt wird.«

»SCHATTEN: In der Sprache der Maler versteht man darunter im allgemeinen die mehr oder weniger dunkle Farbe, die durch allmähliche Aufhellung beim Malen der Darstellung Tiefe gibt. Er wird in drei Gradierungen unterteilt, die Schatten, Halbschatten und Schlagschatten genannt werden. Mit SCHATTEN *(ombra)* ist das gemeint, was ein Körper auf sich selbst erzeugt, wie zum Beispiel eine Kugel, die auf der einen Seite beleuchtet ist und die allmählich halb hell und halb dunkel wird, und jener dunkle Teil wird als Schatten bezeichnet. HALBSCHATTEN *(mezz'ombra)* wird jener Bereich genannt, der zwischen Licht und Schatten liegt, wo das eine in das andere übergeht und, wie wir gesagt haben, entsprechend der Rundung des Objekts allmählich abnimmt. SCHLAGSCHATTEN *(sbattimento)* ist der Schatten, der auf dem Boden oder anderswo von dem dargestellten Objekt erzeugt wird …«

Nach Filippo Baldinucci, *Vocabulario Toscano dell'Arte del Disegno*,. Florenz 1681

ASPEKTE DES SCHLAGSCHATTENS

Das Auge des Kunsthistorikers

Die Sprache stellt uns keine gefährlichere Falle als die Versuchung, Metaphern wörtlich zu nehmen. Wie sehr ich mich als Kunsthistoriker durch die Bitte geschmeichelt fühlen mag, einen Beitrag zu einer Reihe »Das Auge des Künstlers« zu verfassen, so dringlich muß ich meine Leser doch an die nüchterne Tatsache erinnern, daß weder Künstler noch Kunsthistoriker die Güte ihrer Augen oder ihres Sehvermögens merklich beeinflussen können. Das Auge ist ein Werkzeug – und fürwahr ein wunderbares Werkzeug –, das sich über Jahrmillionen entwickelt hat, um Organismen, die sich selbst fortbewegen können, in den Stand zu setzen, ihren Weg durch die Umwelt zu finden, ihresgleichen zu erkennen, Feinde oder Hindernisse in ihrer Umwelt zu meiden, mit einem Wort: zu überleben. Seine Leistung hängt fast ausschließlich von den Veränderungen ab, denen das Licht der Umgebung unterworfen ist, wenn es auf sichtbare Gegenstände fällt. Der Wechsel von Licht und Schatten auf ihrer Oberfläche verrät uns etwas über ihre Form, die Reflexe auf der Oberfläche lassen uns die stoffliche Beschaffenheit dieser Gegenstände erahnen und ihre Reaktion auf die verschiedenen Wellenlängen des Spektrums bestimmt ihre Farbe. Wie andere Organismen sind auch wir dazu ausgerüstet, die erhaltenen Informationen zu verarbeiten und zu verwerten, ohne daß wir uns dabei des zugrundeliegenden Mechanismus bewußt wären. In diesem Sinne sehen wir alle dieselbe Welt und versuchen damit zurechtzukommen, so gut es uns eben gelingt.

Aber die Informationen, die unsere Augen übermitteln, sind so unterschiedlich und vielfältig, daß wir völlig überfordert wären, müßten wir all den Botschaften, die uns aus der Außenwelt erreichen, unsere Aufmerksamkeit schenken. Unsere Wahrnehmung ist immer und notwendig selektiv. Wir können lernen oder uns bewußt schulen, auf bestimmte Merkmale unserer Umwelt zu achten, die normalerweise unserer Aufmerksamkeit entgehen. Dies tun wir insbesondere dann, wenn eine solche Schulung der Aufmerksamkeit eine bestimmte Aufgabe, einen bestimmten Zweck erfüllt. Die ersten Jäger erwarben sich vermutlich ein »Auge« für Büffelspuren im Urwald und die ersten Medizinmänner vielleicht einen »Blick« für verräterische Symptome am Verhalten ihrer Patienten. Daß Künstler, denen es um die

Wiedergabe der äußeren Erscheinungen zu tun ist, ein besonders scharfes Auge für Veränderungen des Lichts entwikkeln, war schon in der Antike bekannt. Cicero bemerkte: »Wie viele Dinge sehen Maler in Schatten und ›Erhöhungen‹, die wir nicht sehen.«[1] Nun lebte der Römer natürlich zu einer Zeit, als die Künstler bereits die verblüffende Fertigkeit erworben hatten, äußere Erscheinungen durch das Nebeneinander von Pigmenten auf einer flachen Tafel oder Wand nachzubilden. Wer in einer solchen Epoche malen lernt, lernt auf bestimmte Merkmale der Umgebung achten, die für die Herstellung eines erkennbaren Abbildes nützlich sind.

Der Kunsthistoriker seinerseits hat sich geschult, auf die Selektivität des künstlerischen »Auges« zu achten oder vielmehr: auf die Palette von Merkmalen, welche die Künstler der unterschiedlichen Sparten, Schulen und Zeitalter ausgewählt haben, um ihre Bilder der sichtbaren Welt zu konstruieren.[2] Wenn ich im folgenden auf diese Selektivität aufmerksam mache, möchte ich damit zugleich verdeutlichen, daß wir einem Künstler niemals unterstellen dürfen, er habe das, was er nicht gemalt hat, nicht gesehen. Die Chinesen, zum Beispiel, haben in aller Regel keinen Schlagschatten gemalt, aber es wäre lächerlich, daraus zu schließen, daß sie ihn nicht gesehen haben; es ist mindestens ein Fall bekannt, wo Schatten im Mondlicht dargestellt wurden, und zwar aus dem einfachen Grund, weil diese Schatten in dem durch die Abbildung illustrierten Gedicht erwähnt sind.[3]

Unnötig zu sagen, daß dergleichen Ausnahmen in dem vorliegenden Bildband nicht behandelt werden können. Er möchte seine Leser lediglich zur Reflexion darüber anregen, wie und weshalb der Schlagschatten von den abendländischen Malern ins Repertoire aufgenommen und wieder daraus verbannt wurde. Und er wird seinen Zweck um so besser erfüllt haben, wenn er den Lesern hilft, ein Auge für die unendliche Vielfalt des Lichts zu entwickeln, die man sowohl bei Tag als auch bei künstlicher Beleuchtung beobachten kann.

Der Schlagschatten und die Gesetze der Optik

Den Neulingen im Schattenjagen empfehle ich das vergnügliche Spiel, die Drehungen und Verwandlungen ihres Schattens zu beobachten, während sie nachts eine laternengesäumte Straße entlangschlendern (Abb. 2). Wenn wir uns der Laterne nähern, erscheint der Schatten kurz und kauert neben uns auf dem Boden, dann wendet er sich langsam nach vorne in Gehrichtung und wird länger und schmaler, bis die nächste Laterne ihn durch einen Schatten in unserem Rücken ersetzt.

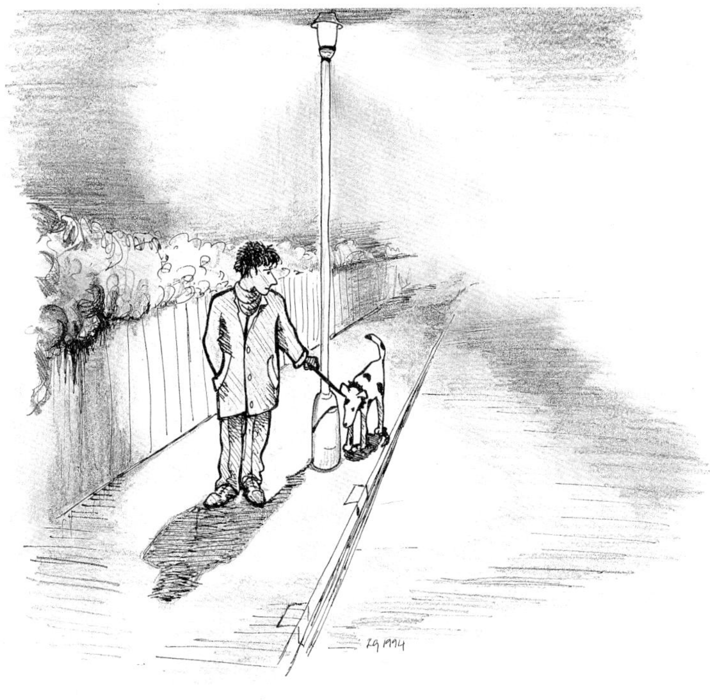

2 Leonie Gombrich, *Schlagschatten durch eine Straßenlaterne,* 1995

Wir erkennen diese Verwandlungen leicht als die Folge zweier offenkundiger Tatsachen – der Tatsache, daß unser Körper undurchsichtig ist, und daß die Strahlen, die von einer sogenannten »punktuellen Lichtquelle« ausgehen, sich wie alle Strahlen entlang gerader Linien ausbreiten. Wenn man eine Gerade von der Laterne zum Kopf und darüber hinaus zieht, kann man vorhersagen, welchen Schatten man auf das ebene Pflaster wirft. Auf einer abschüssigen Straße wird der Schatten natürlich entsprechend länger, während er sich auf einer ansteigenden Straße verkürzt. Wenn man sich einer Mauer nähert, kann man beobachten wie der Schatten

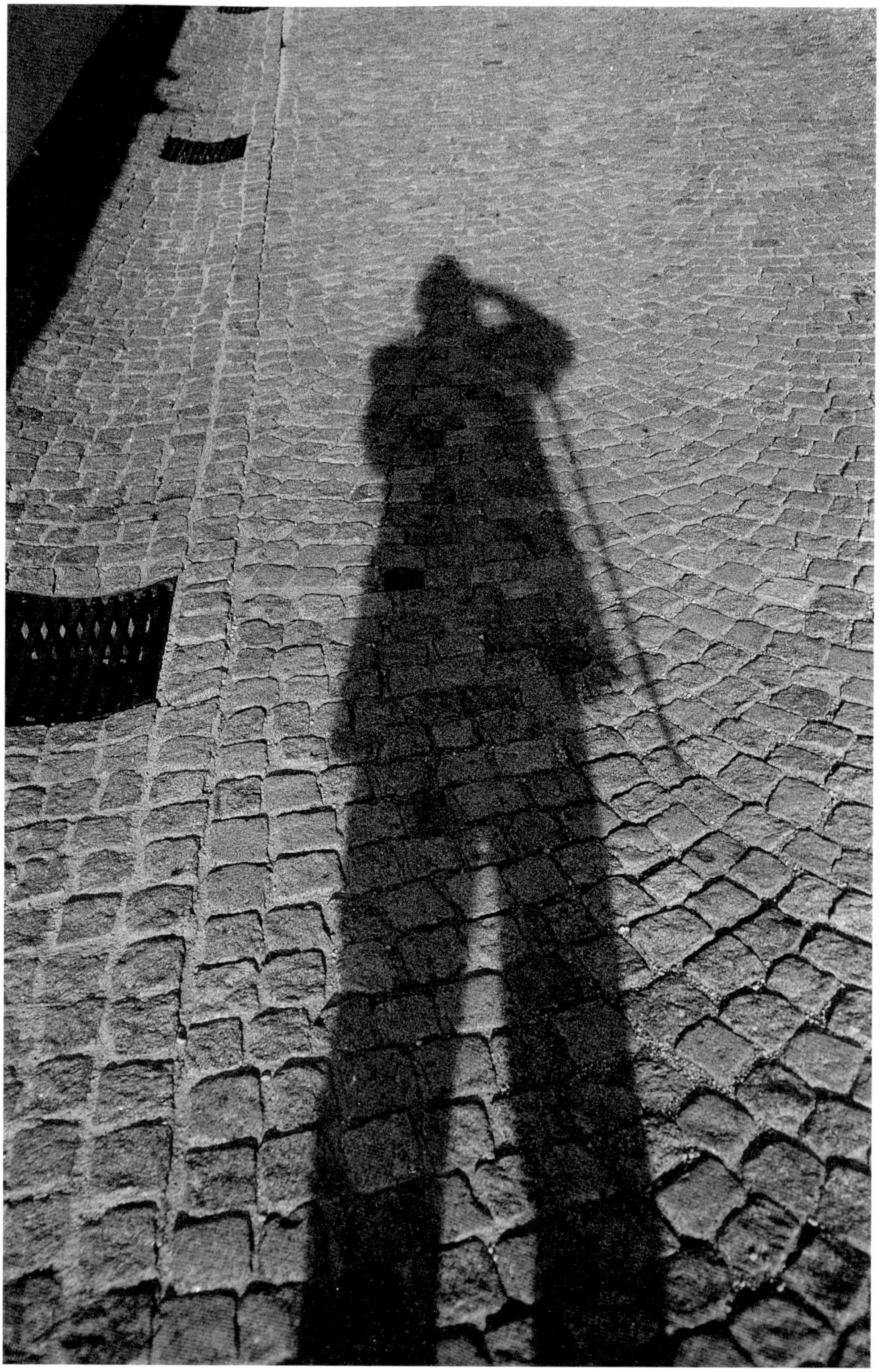

die Wand hochkriecht, und wenn man zufällig an einer Treppe vorbeikommt, zerfällt er wie eine Ziehharmonika in Stücke.

Nicht alle diese Beobachtungen lassen sich bei Tageslicht wiederholen. Es mag auf den ersten Blick nicht leicht sein zu entscheiden, ob ich dieses Photo von mir selbst (Abb. 3) unter einer Straßenlaterne oder in der Abendsonne aufgenommen habe, aber wenn ich einen Videorecorder benutzt hätte, würde der Unterschied sofort offenbar. Ich hätte mich nicht der Sonne nähern oder von ihr entfernen können, weil die Sonne im Verhältnis zu mir stets unendlich weit entfernt

gegenüber:
3 *Selbstporträt des Autors bei Sonnenuntergang,* ca. 1990. Photographie

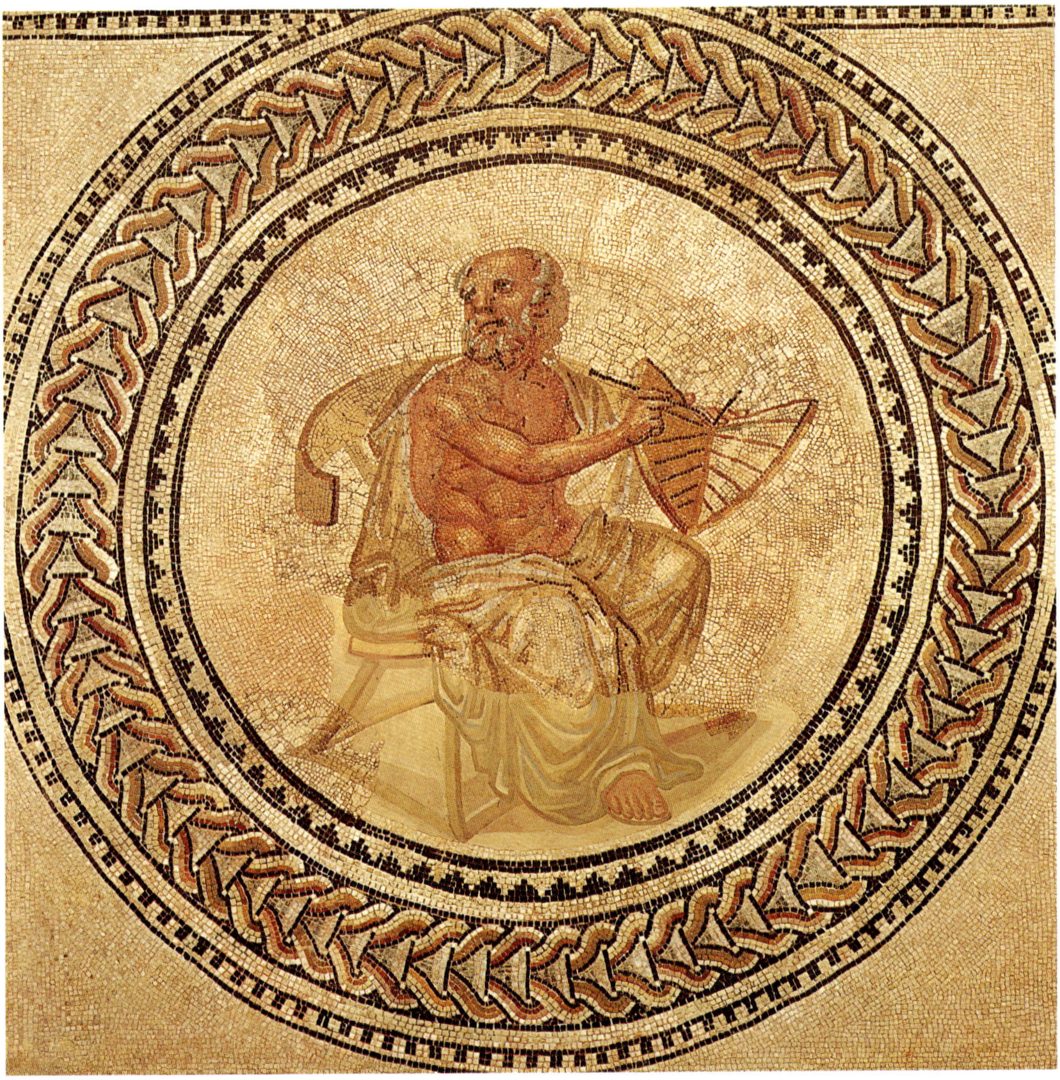

4 *Der griechische Philosoph Anaximander, eine Sonnenuhr haltend.* Römisches Mosaik, 2. Jh. n. Chr. Rheinisches Landesmuseum, Trier

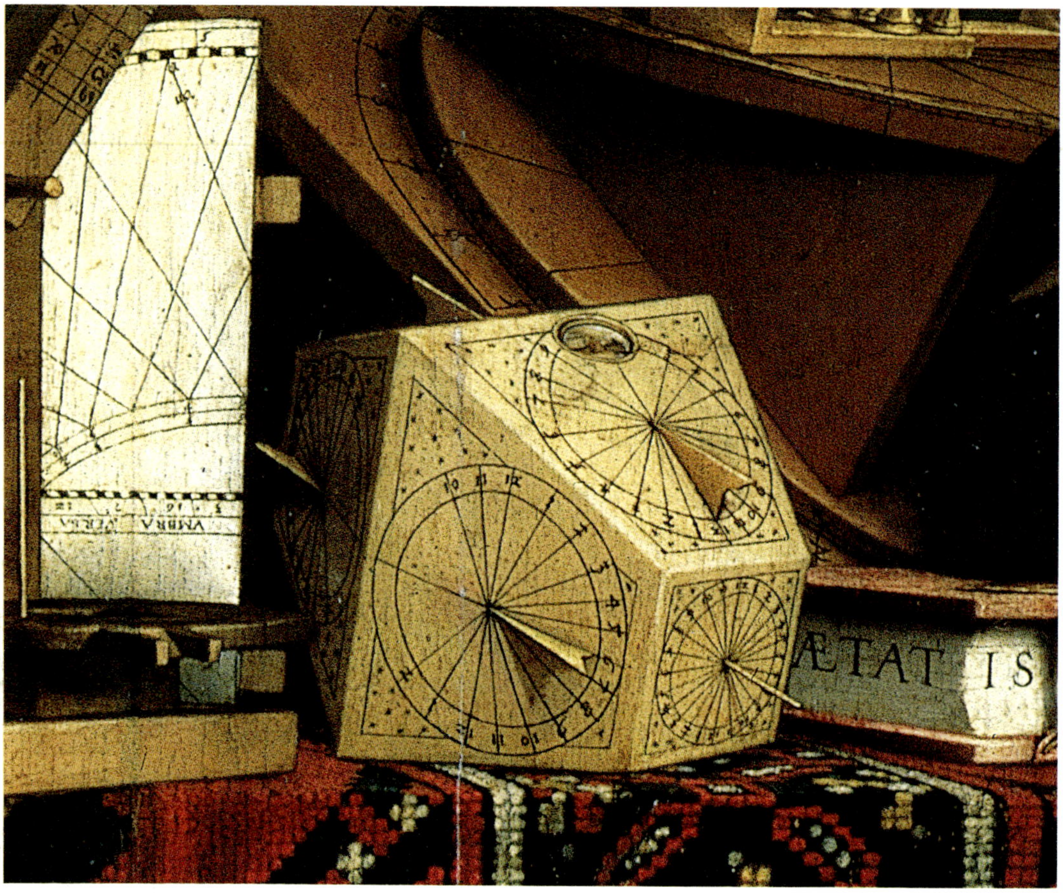

5 Hans Holbein der Jüngere, *»Jean de Dinteville und Georges de Selve oder Die beiden Gesandten«* (Ausschnitt), 1533. Öl/Eiche, 207×209 cm National Gallery, London (wie auch im folgenden, wenn nicht anders angegeben)

stand. Wo immer ich mich auch postiert hätte, solange die Bodenneigung vor Ort gleich blieb, wäre auch mein Schatten der gleiche geblieben und hätte sich bei gegebener geographischer Breite nur mit der Tages- und Jahreszeit verändert, von denen die Stellung der Sonne am Himmel abhängt.

Die Erfindung der Sonnenuhr beruht auf diesen Invarianten und reicht weit in die Geschichte zurück.[4] Schon in der klassischen Antike waren verschiedene Formen dieses Geräts bekannt (Abb. 4), und spätere Jahrhunderte brachten weitere Verbesserungen wie die Verbindung der Sonnenuhr mit dem Kompaß, die auf Holbeins Porträt *»Die beiden Gesandten«* zu sehen ist (Abb. 5).

Das Eichen dieser Instrumente war kompliziert genug, doch der Maler, der die Schatten in seinem Gesichtsfeld zu konstruieren sucht, steht vor einer zusätzlichen Schwierigkeit, da er die perspektivische Verkürzung berücksichtigen muß, die sich von seinem Blickpunkt aus ergibt, wie es

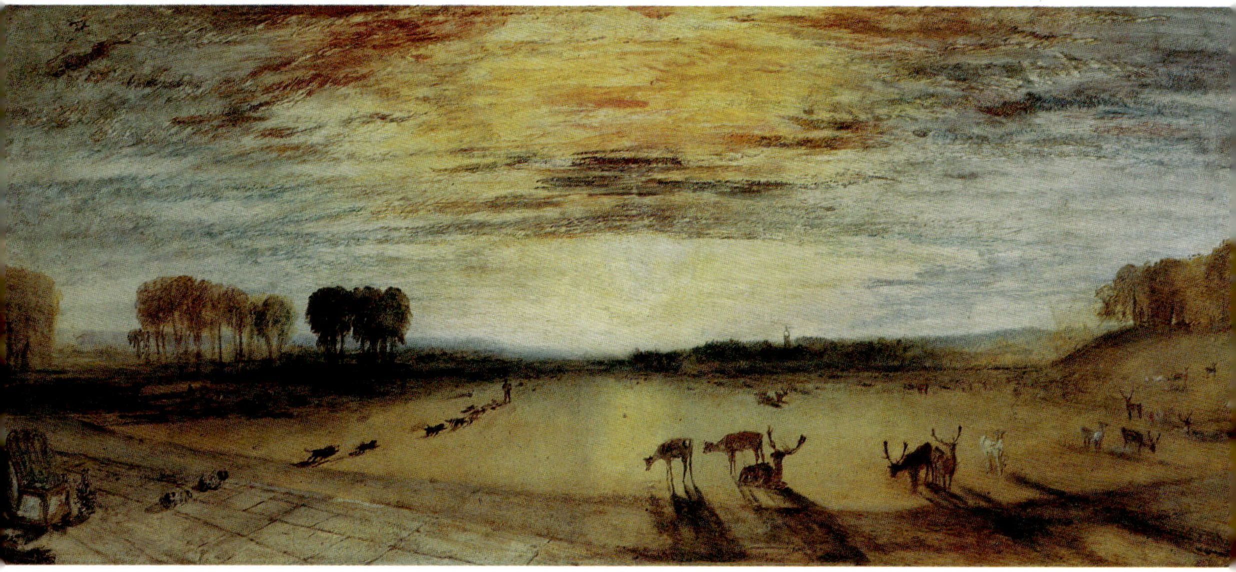

Turner in seinem Gemälde von Pentworth in der Abendsonne so meisterlich gelungen ist (Abb. 6). Es ist eher unwahrscheinlich, daß Turner diese rasch veränderlichen Schatten ausgemessen oder konstruiert hat, aber die Schwierigkeit seiner Aufgabe läßt uns erahnen, weshalb es so lange dauerte, bis die Theorie der Schattenkonstruktion sowohl für künstliches wie für natürliches Licht zu ihrer Vollendung gelangte.[5]

6 J. M. W. Turner, *Petworth Park mit der Kirche von Tillington am Horizont,* ca. 1828. Öl / Leinwand, 60 × 145,7 cm. Tate Gallery, London

Der Schatten in Mythos und Legende

So sehr die Schatten nachweislich den simplen Gesetzen der Optik gehorchen, ihre Erscheinung hat dennoch etwas Flüchtiges an sich. Sie sind ein Teil unserer Umwelt, doch mal sind sie da, mal sind sie entschwunden und erweisen sich insgesamt als flüchtig und wechselhaft, wie jeder Maler weiß, der ihre Erscheinung auf die Leinwand zu bannen suchte. Der Fortgang der Sonne am Firmament, die Veränderungen in der Bewölkung müssen ihn mit Neid auf den Photographen erfüllen, dessen Instrument all diese Veränderungen zum Stillstand bringt. Wir denken uns unsere Welt gern als dauerhaft, auch wenn uns die vielfältigen Umstände, die das Aussehen der Dinge beeinflussen können, wohl bewußt sind. Aber selbst angesichts solch wechselhafter Umstände, unter denen sich die Farbe oder Textur der sichtbaren Oberflächen verändern, schreiben wir diesen Erscheinungen Dauerhaftigkeit zu. Mit den Schatten verhält es sich anders, weil sie nicht zur wirklichen Welt gehören. Wir können sie nicht anfassen oder festhalten, und so greift der Volksmund denn auch oft auf die Metapher des Schattens zurück, um Unwirkliches zu beschreiben: »Verscherzt ist dem Menschen des Lebens Frucht, solang er die Schatten zu haschen sucht«, heißt es etwa bei Schiller (Die Worte des Wahns). Die alten Griechen glaubten, daß wir nach Verlassen der wirklichen Welt nur noch als Schatten unter Schatten weiterleben. Und dennoch gibt es Situationen, wo das Auftreten eines Schattens als Beweis für die Gegenständlichkeit eines Objekts angesehen wird, denn was Schatten wirft, muß auch wirklich sein.

In dem altindischen Epos *Mahabharata* wird eine reizende Episode über die schöne Prinzessin Damayanti erzählt, die dem heldenhaften Prinzen Nala anvermählt werden soll. Als es zur Eheschließung kommt, steht sie jedoch nicht nur einem, sondern fünf Nalas gegenüber: Vier Götter sind so von ihrer Schönheit entzückt, daß sie in die Gestalt ihres Auserwählten schlüpften. In ihrer Verzweiflung schickt die Prinzessin ein Stoßgebet zum Himmel und plötzlich erkennt sie, daß von den fünf identischen Freiern nur einer, der echte Nala, den Boden berührt und einen Schatten wirft. Die anderen erweisen sich dadurch als bloße Phantome.

Im Westen haben wir die berühmte Geschichte von Adelbert von Chamisso aus dem Jahre 1814, in der der unglück-

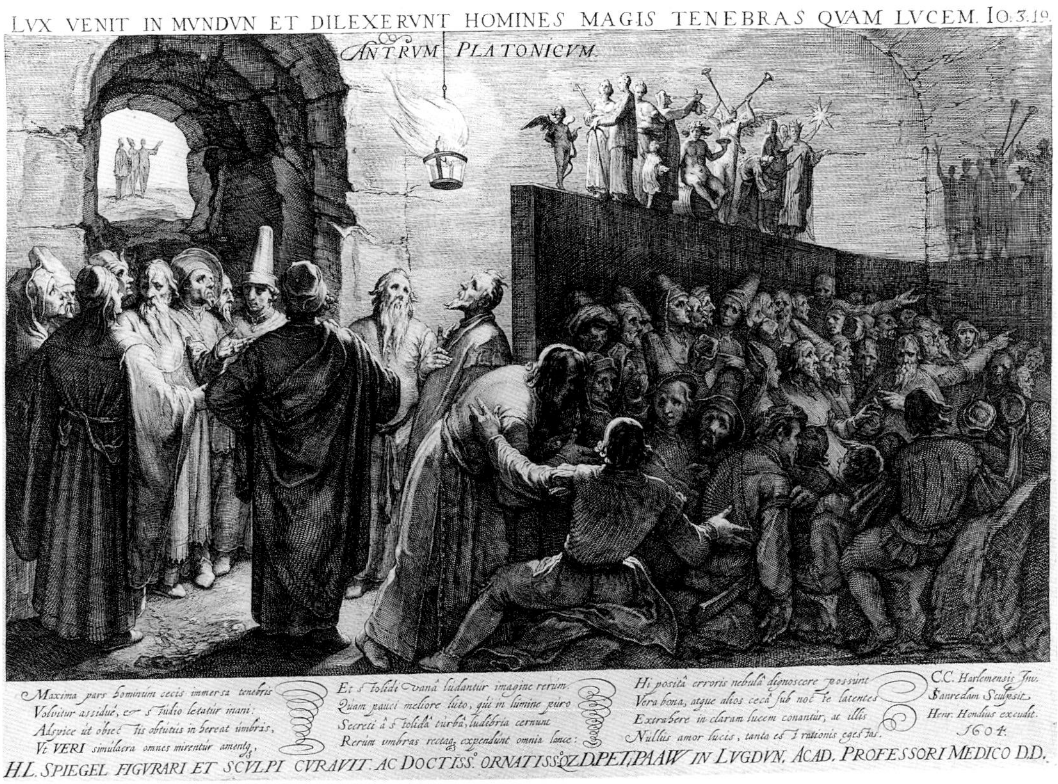
LVX VENIT IN MVNDVN ET DILEXERVNT HOMINES MAGIS TENEBRAS QVAM LVCEM. Io. 3. 19.
ANTRVM PLATONICVM.
Maxima pars hominum cecis immersa tenebris
Volvitur assiduè, et studio letatur inani:
Adspice ut obiectis obtutuis inhereat umbris,
Vt VERI simulacra omnes mirentur amentq,
Et stolidi vanâ ludantur imagine rerum.
Quam pauci meliore luto, qui in lumine puro
Secreti â stolidâ turbâ, ludibria cernunt
Rerum umbras rectaq expendunt omnia lance:
Hi positâ erroris nebulâ dignoscere possunt
Vera bona, atque alios cecâ sub nocte latentes
Extrahere in claram lucem conantur, ac illis
Nullus amor lucis, tanta est rationis egestas.
C.C. Harlemensis Inv.
Saenredam Sculpsit.
Henr. Hondius excudit.
1604.
H.L. SPIEGEL FIGVRARI ET SCVLPI CVRAVIT. AC DOCTISS. ORNATISS.Q. D. PET. PAAW IN LVGDVN. ACAD. PROFESSORI MEDICO D.D.

7 Saenredam nach Cornelis Cornelisz, *Die Höhle des Platon,* 1604. Kupferstich. British Museum, London

liche Peter Schlemihl vom Teufel überredet wird, seinen Schatten zu verkaufen. Der Handel hat schreckliche Folgen. Da Peter keinen Schatten mehr wirft, hat er auch seinen Platz in der wirklichen Welt verloren.

Während der Schatten in dieser Erzählung ein Zeichen von Echtheit und Wirklichkeit ist, kommt eines der berühmtesten Gleichnisse der abendländischen Philosophie zu einem entgegengesetzten Schluß. Ich meine jene Passage in Platons *Politeia,* wo die Lage des Menschen mit dem Schicksal von Gefangenen verglichen wird, die so unbeweglich in einer Höhle festgezurrt sind, daß sie nur die dem Eingang gegenüberliegende Wand sehen können.[6] Fast zwangsläufig betrachten sie die Schatten, die von den Ereignissen draußen auf die Höhlenwand geworfen werden als Wirklichkeit, bis man ihnen die Fesseln löst und sie ihren Irrtum erkennen können. Der Stich von Saenredam gibt eine üppige, christianisierte Interpretation dieser Passage, in der einzelne Merkmale aus Platons Geschichte besonders hervorgehoben werden, so etwa die Menschen auf der Mauer, die

»allerlei Gerät … und steinerne und hölzerne Bilder« herübertragen und die hier zu allegorischen Gestalten wurden (Abb. 7).

Platon erinnert seine Leser an die Kunstgriffe der Schatten- und Puppenspieler, denn der Philosoph hatte für die Illusionen der Maler und insbesondere der Bühnenbildner, die unsere Sinne so erfolgreich täuschen und uns eine Scheinwelt vorgaukeln, nur Geringschätzung übrig. Es scheint sogar, als hätten die Griechen für die illusionistische Malerei den Begriff *skiagraphia* oder Schattenmalerei verwendet, aber ob der Ausdruck sich tatsächlich auf die Darstellung von Schlagschatten bezog oder lediglich den Einsatz von Licht und Schatten zu Zwecken der Modellierung meinte, ist schwer zu entscheiden (siehe Abb. 4).[7] Es war diese letztere Technik, welche die Kunst der Malerei revolutionierte und zu einem unfehlbaren Kennzeichen der abendländischen Tradition werden sollte. Weder die Kunst der Ägypter noch die griechische Vasenmalerei des frühen fünften Jahrhunderts verraten Anzeichen einer Modellierung, doch seit diese Technik erfunden wurde, hat man im Westen nie wieder ganz darauf verzichtet.[8] Anders dagegen die Schlagschatten: sie scheinen gekommen und gegangen zu sein wie unser eigener Schatten beim Spaziergang auf einer laternengesäumten Straße.

Beobachtungen zum Schlagschatten in der Geschichte der Malerei

Die Leser dürfen von dieser Einführung, die vor allem die Selektivität des künstlerischen Auges veranschaulichen soll, keine zusammenhängende Kunstgeschichte des Schattens erwarten. Sie hat ihren Zweck bereits erreicht, wenn die Leser durch sie dazu anregt werden, in den Kunstwerken der Vergangenheit nach Darstellungen von Schatten zu suchen und sich zu vergegenwärtigen, wie selten sie sind. So prachtvoll die Helldunkelmodellierung in manchen Gemälden gelungen ist, die dargestellten Objekte werfen häufig gar keinen oder höchstens einen rudimentären Schatten auf ihre Umgebung.

Bald wird uns deutlich, daß selbst einige der großartigsten Naturbeobachter den Schlagschatten offenbar absichtlich vermieden haben. So reich ihre Palette ist und so kunstvoll sie Ton und Farbe beherrschen, sie zeigen uns eine schattenlose Welt. Es scheint, als hätten viele Meister mit Bedacht darauf verzichtet, solche Schatten einzufügen, ja als hielten sie Schlagschatten für ein störendes und Unruhe stiftendes Element in ihren ansonsten stimmigen und harmonischen Kompositionen.

Wie verbreitet diese Einstellung unter den Malern der italienischen Hochrenaissance war, ist nicht nur an den Bildern selbst offenbar. Es läßt sich auch durch ein untadeliges schriftliches Zeugnis belegen – eine Stelle aus Leonardo da Vincis Notizen, bekannt als *Trattato della Pittura,* die an Ausdrücklichkeit nicht zu überbieten ist.

> Licht, das von Schatten mit allzu großer Deutlichkeit geschnitten wird, gilt bei Malern für höchst tadelnswerth. Um also diesem Uebelstand zu entgehen, wenn du Körper im freien Felde malst, lasse die Figuren nicht von der Sonne beschienen sein, sondern nimm an, es schiebe sich zwischen Object und Sonne irgend eine Art von Nebel oder durchscheinendem Gewölk, so werden, da die Figur der Sonne nicht scharf begrenzt ist, auch die Angrenzungen von Schatten und Lichtern nicht scharf gerändert sein.[9]

Man beachte, daß Leonardo hier nicht nur seine eigene Meinung kundtut, sondern von einem allgemeinen Vorurteil der Maler gegen das Aufeinandertreffen von harten Schatten und hellem Sonnenlicht spricht. Er selbst scheint mit seinen Künstlerkollegen weitgehend übereinzustimmen und empfiehlt einen simplen Kunstgriff, um diesen Übelstand zu vermeiden: man solle die Sonne verschleiern und eine dunstige Atmosphäre schaffen. Es besteht kein Zweifel, daß Leonardo hier der allgemeinen Tendenz seiner Generation folgt, sich deutlich von der hart konturierten Klarheit der Gemälde des Quattrocento abzusetzen. Und tatsächlich beschäftigt sich jener Teil des *Trattato,* der von Licht und Schatten handelt und der nicht weniger als 67 Seiten des Originalmanuskripts (des *Codex Urbinas*) füllt, weniger mit den Auswirkungen punktueller Lichtquellen wie einer Kerze oder gar der Sonne als vielmehr mit dem diffusen Licht, das vom Himmel reflektiert wird, und mit den verschiedenen Farbabstufungen, die durch indirektes Licht entstehen (Abb. 8).[10]

Dennoch wirkt es befremdlich, daß Leonardo, der innovativste aller Meister des Chiaroscuro, in seinen eigenen Gemälden von den vielfältigen Schatteneffekten, die er in

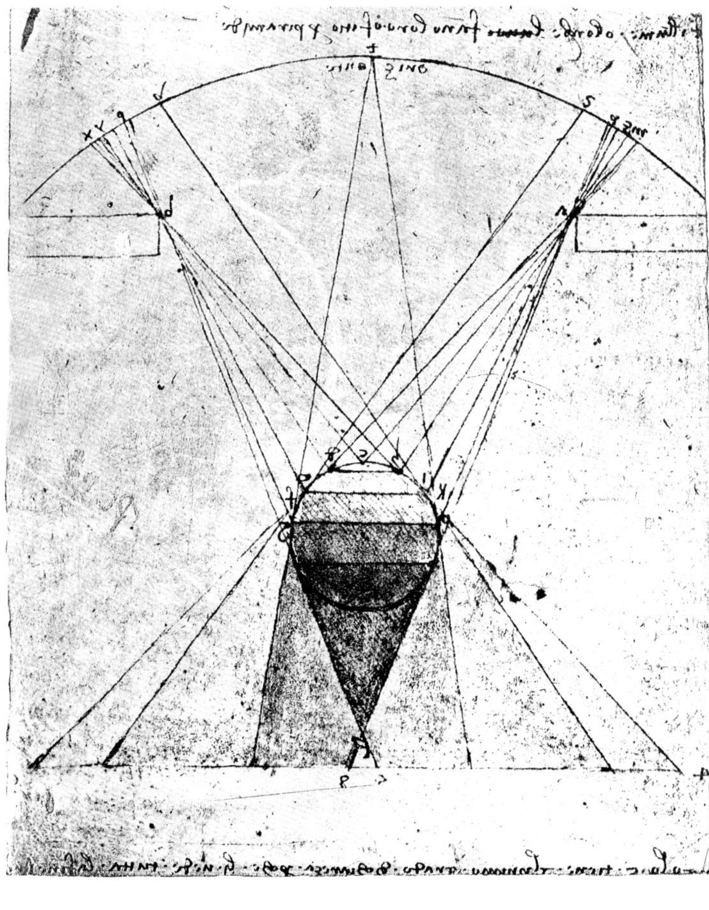

8 Leonardo da Vinci, *Codex Urbinas,* ca. 1490–92. Diagramm des Lichteinfalls durch ein Fenster auf eine gegenüberliegende Wand mit Darstellung des Horizonts und der sich ergebenden Schatten. (MS Bibliothèque Nationale 2038, 13b)

gegenüber:
9 Masaccio, *Schattenheilung durch Petrus,* 1425. Fresko. Santa Maria del Carmine, Brancacci-Kapelle, Florenz

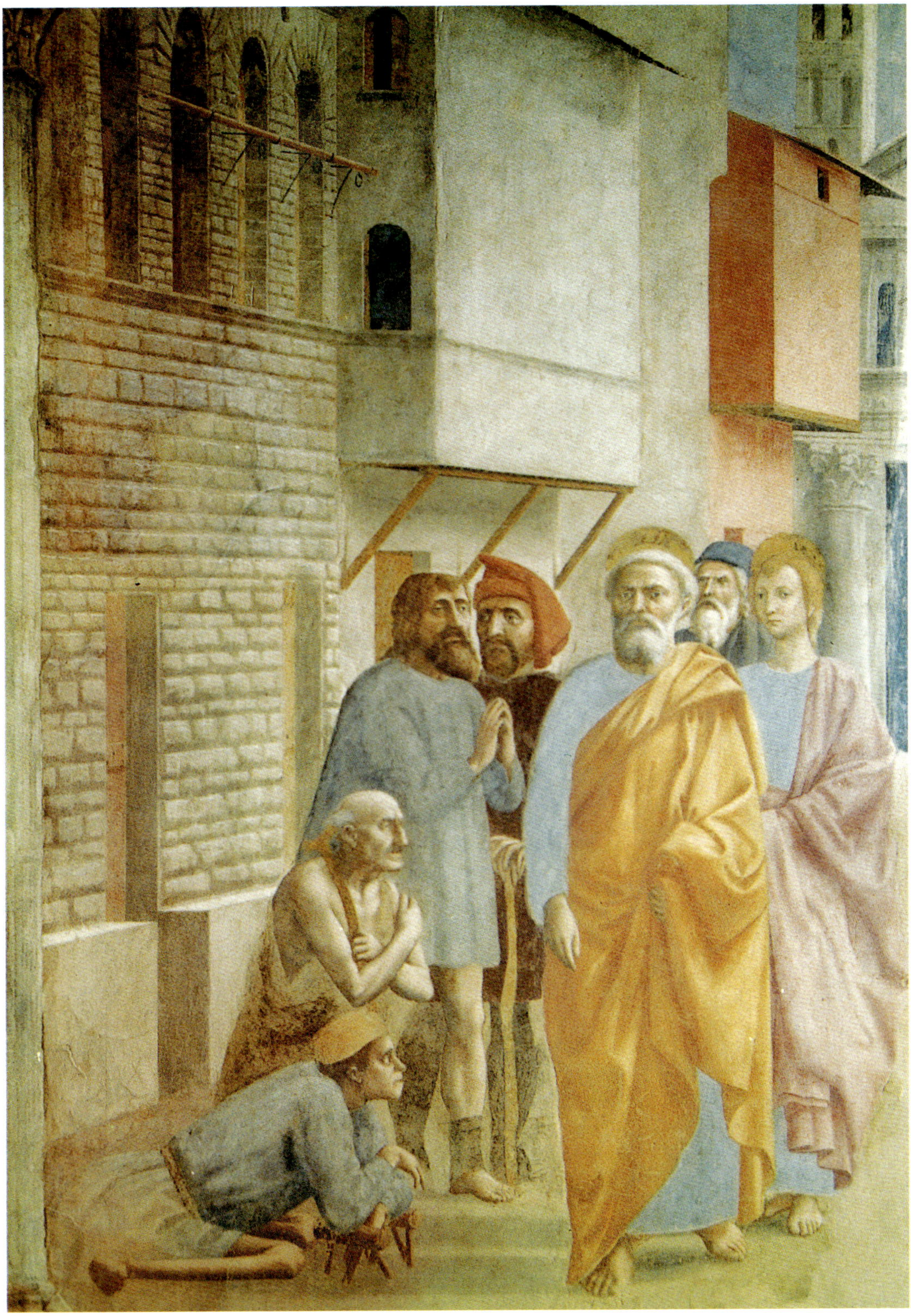

seinen Schriften so sorgfältig studierte, ganz offensichtlich keinen Gebrauch machte. Manche dieser Effekte sind jedoch von Malern einer früheren Generation dargestellt worden, das heißt bevor die Abbildung von Schatten anscheinend aus der Mode kam.

Es sind die Gemälde aus den ersten Jahrzehnten des fünfzehnten Jahrhunderts, auf denen – sowohl nördlich wie südlich der Alpen – die Effekte, die uns hier interessieren, am häufigsten zu beobachten sind. Masaccios Fresko einer Episode aus dem Leben des Petrus, auf dem ein Krüppel durch den Schatten des Apostels geheilt wird (Abb. 9), ist ein

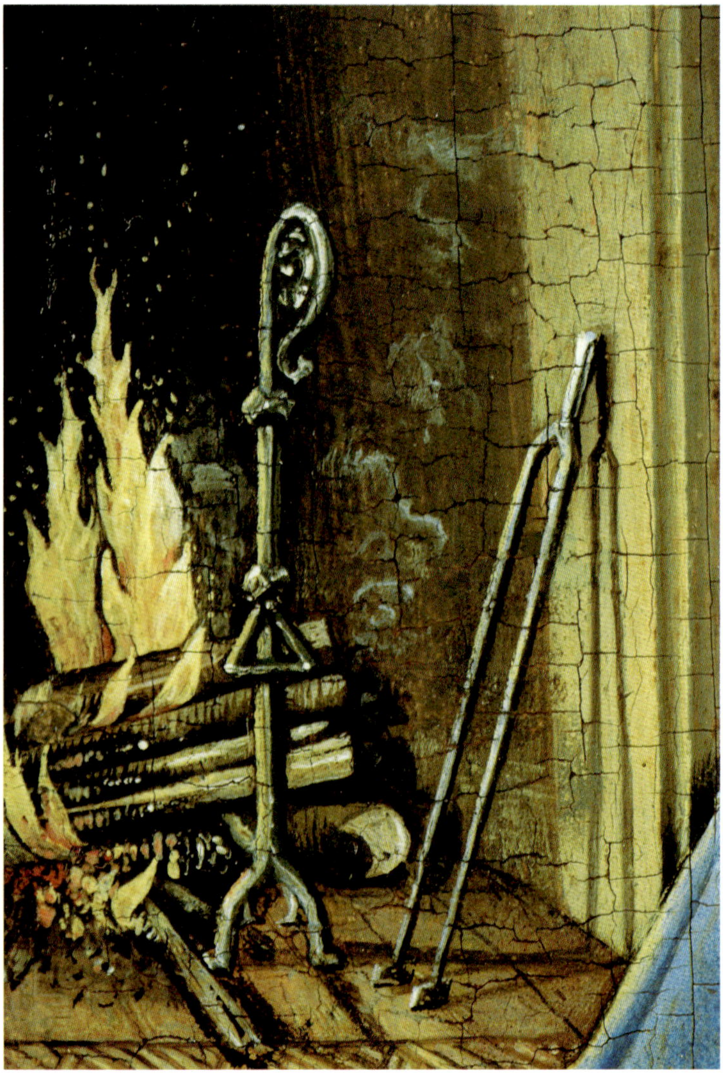

10 Werkstatt von Robert Campin, *Madonna mit Kind in einem Innenraum* (Ausschnitt), ca. 1435. Öl/Eiche, bemalte Fläche 18,7×11,6 cm

Meilenstein in unserer Geschichte. Dieses Ereignis hätte in der Bildsprache von Masaccios Vorläufern schlechterdings kaum dargestellt werden können. Wie reich die entsprechenden Beobachtungen in dieser Epoche waren, läßt sich auch an einem Gemälde aus der Werkstatt eines nordeuropäischen Zeitgenossen belegen, der *Madonna mit Kind in einem Innenraum* (Abb. 10). Noch erstaunlicher indes ist ein demselben Meister zugeschriebener Altarflügel, der in einer fiktiven Nische eine Skulptur der Dreifaltigkeit zeigt, die zwei unterschiedlich starke Schatten auf die Mauerrundung wirft (Abb. 11). Dergleichen Kunstfertigkeit hätte Leonardo mit Sicherheit gefallen, wie er gewiß auch den unendlich raffinierten Schlagschatten der Säulenkapitelle in Fra Angelicos Fresko im Kreuzgang von San Marco zu Florenz bewundert haben dürfte (Abb. 12).

Es kann nicht die Absicht dieses kursorischen Überblicks über die Geschichte unseres Gegenstandes sein, die Resultate des zweiten Kapitels, das sich mit ausgewählten Werkbeispielen beschäftigt, vorwegzunehmen. Dennoch kommen wir nicht um die Erwähnung des führenden Meisters herum, dessen großartiges Gemälde *Christus in Emmaus* (Abb. 13) eine Pionierleistung darstellt. Es gibt kaum eine Funktion des Schlagschattens, die nicht durch Caravaggios dramatisches Gemälde illustriert würde, aber es wird daran auch deutlich, weshalb so viele Künstler des Cinquecento den Schlagschatten mißachteten. Der Schatten, den der segnende Arm Christi auf seinen eigenen Leib wirft, mußte von Traditionalisten als eine Störung der ausgeglichenen Modellierung der Figur empfunden werden und die harten Schatten auf dem Tischtuch dürften als Eingriff in die Klarheit der Komposition angesehen worden sein.[11] Es muß kaum eigens erwähnt werden, daß sich im siebzehnten Jahrhundert viele Künstler von Caravaggios Bildsprache überzeugen ließen und daß der *tenebroso* oder dunkle Stil in Windeseile nicht nur verschiedene Teile Italiens, sondern auch ganze Regionen Nordeuropas eroberte, wo er in der Kunst Rembrandts kulminierte.

Die Aufhellung der Palette, die wir mit dem achtzehnten Jahrhundert in Verbindung bringen, brachte die Rückkehr zu einer gleichmäßigen Beleuchtung, aber die Vedutenmaler in Venedig wie zum Beispiel Guardi (Abb. 14) folgten nur

11 Robert Campin
zugeschrieben,
Die Dreifaltigkeit, 1427–32.
Grisaille.
Städelsches Kunstinstitut,
Frankfurt am Main

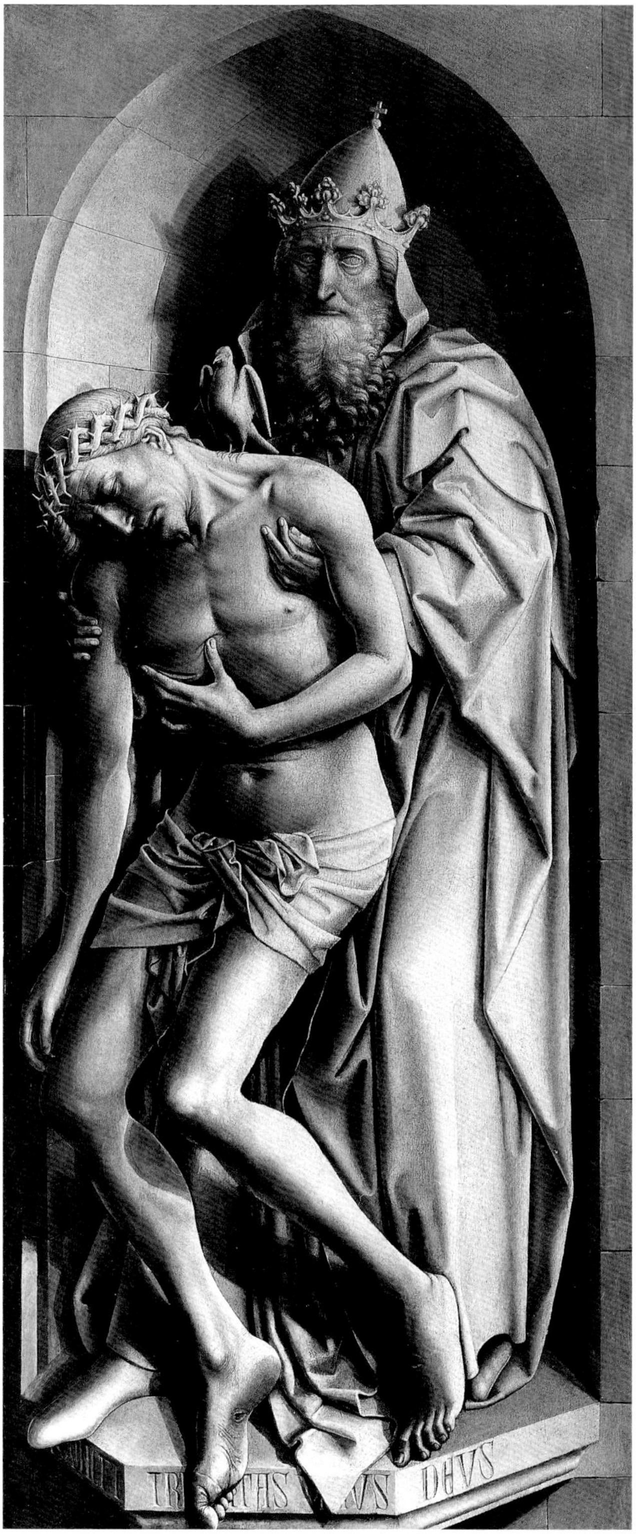

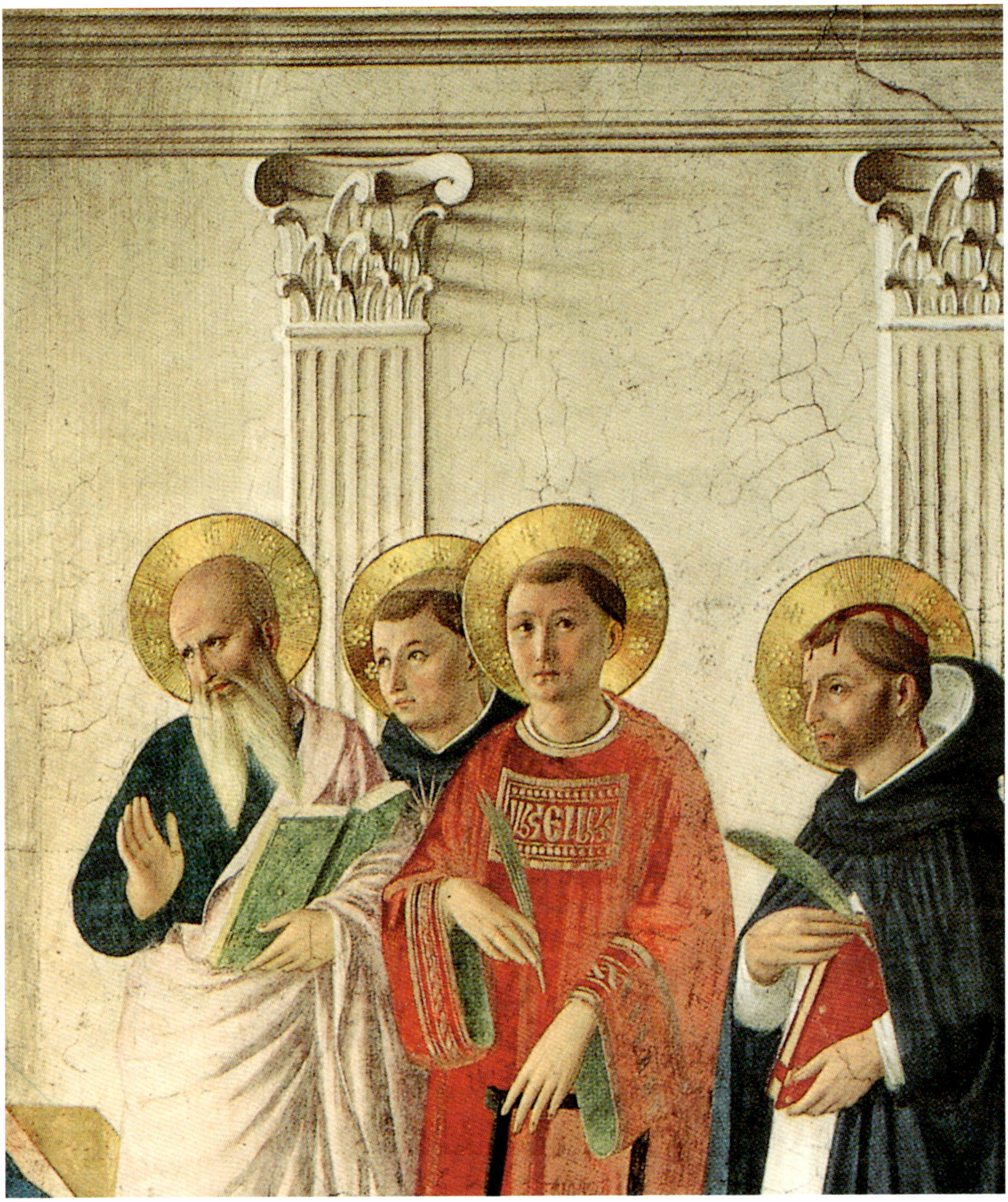

12 Fra Angelico,
Madonna mit Kind und acht Heiligen
(Ausschnitt), ca. 1450. Fresko.
San Marco, Florenz

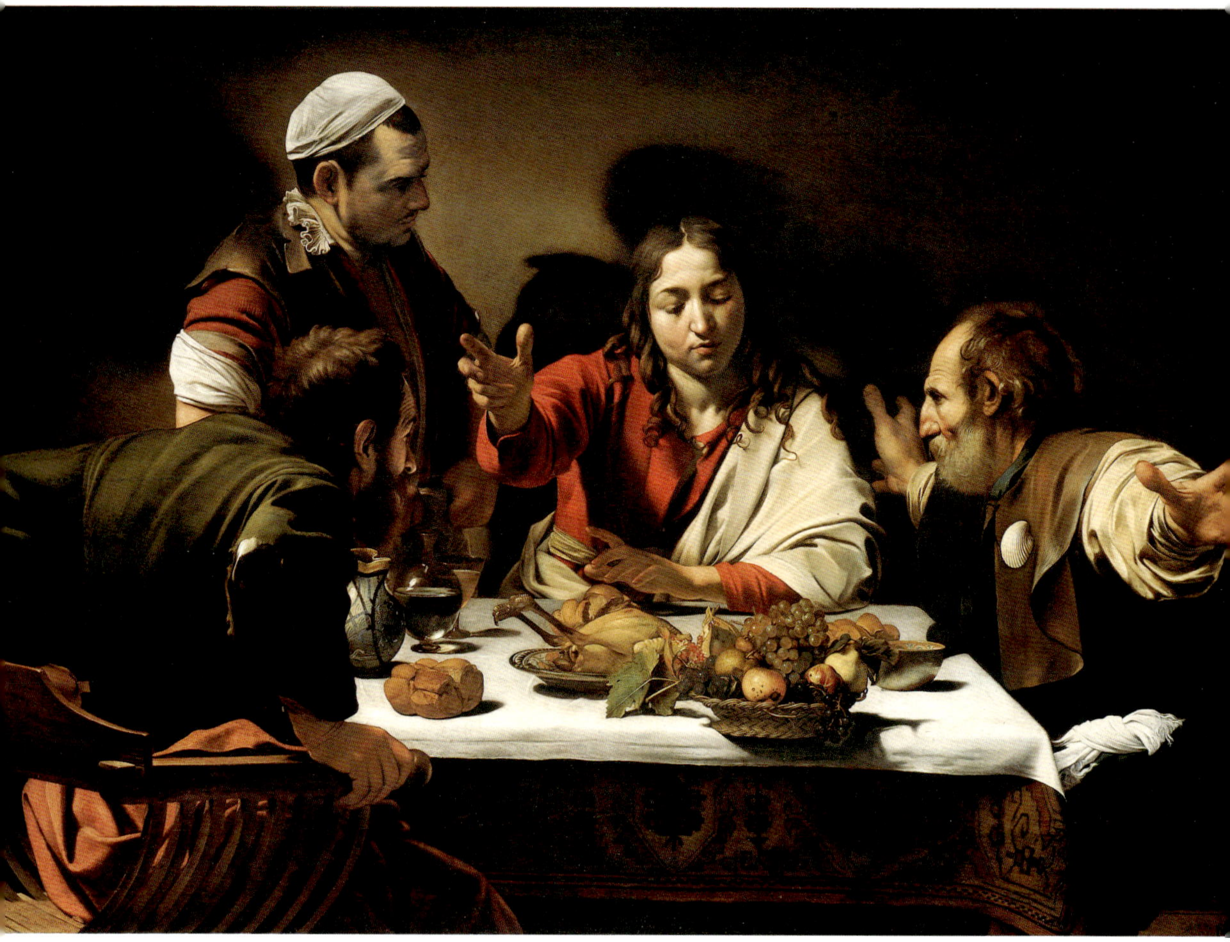

13 Caravaggio, *Christus in Emmaus,* 1601. Öl und Tempera / Leinwand, 141 × 196,2 cm

selten Leonardos Rat, die Sonne hinter einem Wolkenschleier zu verbergen.

Schon vor Ende des achtzehnten Jahrhunderts beflügelten Beobachtungen über die Vielfalt der Lichteffekte in freier Natur erneut das Interesse an den Farben der Schatten[12], die dann später von den Impressionisten besonders eifrig studiert wurden. Gegen Ende des neunzehnten Jahrhunderts jedoch scheint eine Welle japanischer Einflüsse bei den westlichen Künstlern zu der Überzeugung geführt zu haben, daß man in dekorativen Kompositionen auf Schatten leicht verzichten könne. Während die Fauves die Farbmodellierung auf ein Minimum reduzierten, brachte der Kubismus die Schatten wieder zu Ehren, sei es um den Betrachter anzuleiten oder ihn zu verwirren. Später dann

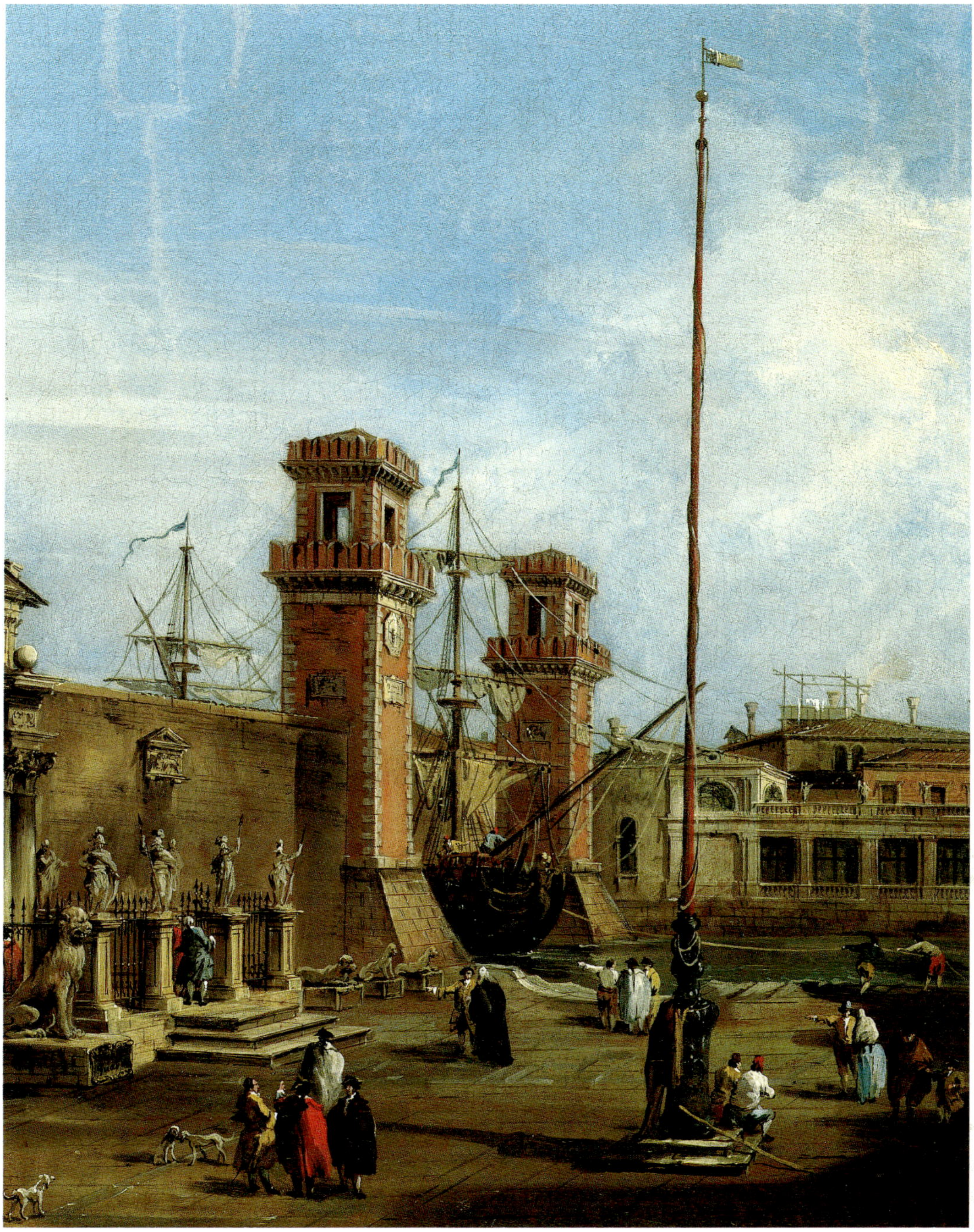

14 Francesco Guardi, *Venedig: Das Arsenal* (Ausschnitt), 1755–60. Öl/Leinwand, 62,3 × 96,9 cm

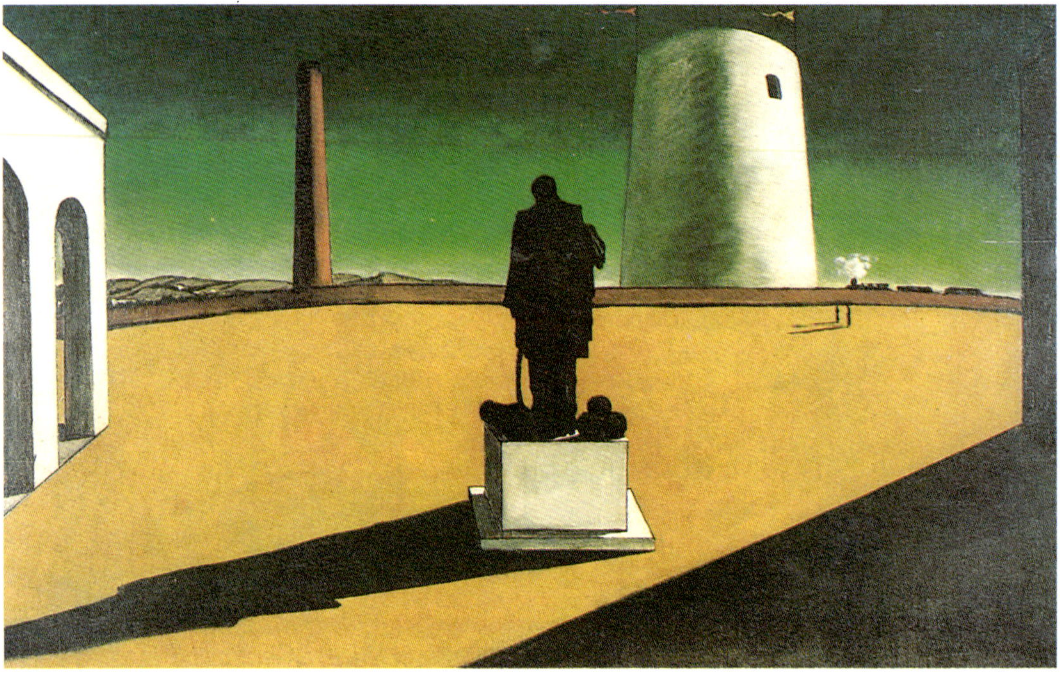

15 Giorgio de Chirico, *Das Rätsel eines Tages,* 1914. Öl/Leinwand, 83×130 cm. Museu de Arte Contemporânea da Universidade de São Paulo

benutzten die Surrealisten die Wirkung von Schlagschatten, um die von ihnen angestrebte mysteriöse Stimmung zu erzeugen wie etwa De Chirico in seiner traumhaften Vision eines verlassenen Platzes, auf dem die harten Schatten einer Statue und der einsamen Figuren unsere Beunruhigung verstärken (Abb. 15).

KÜNSTLERISCHE FUNKTIONEN DES SCHLAGSCHATTENS

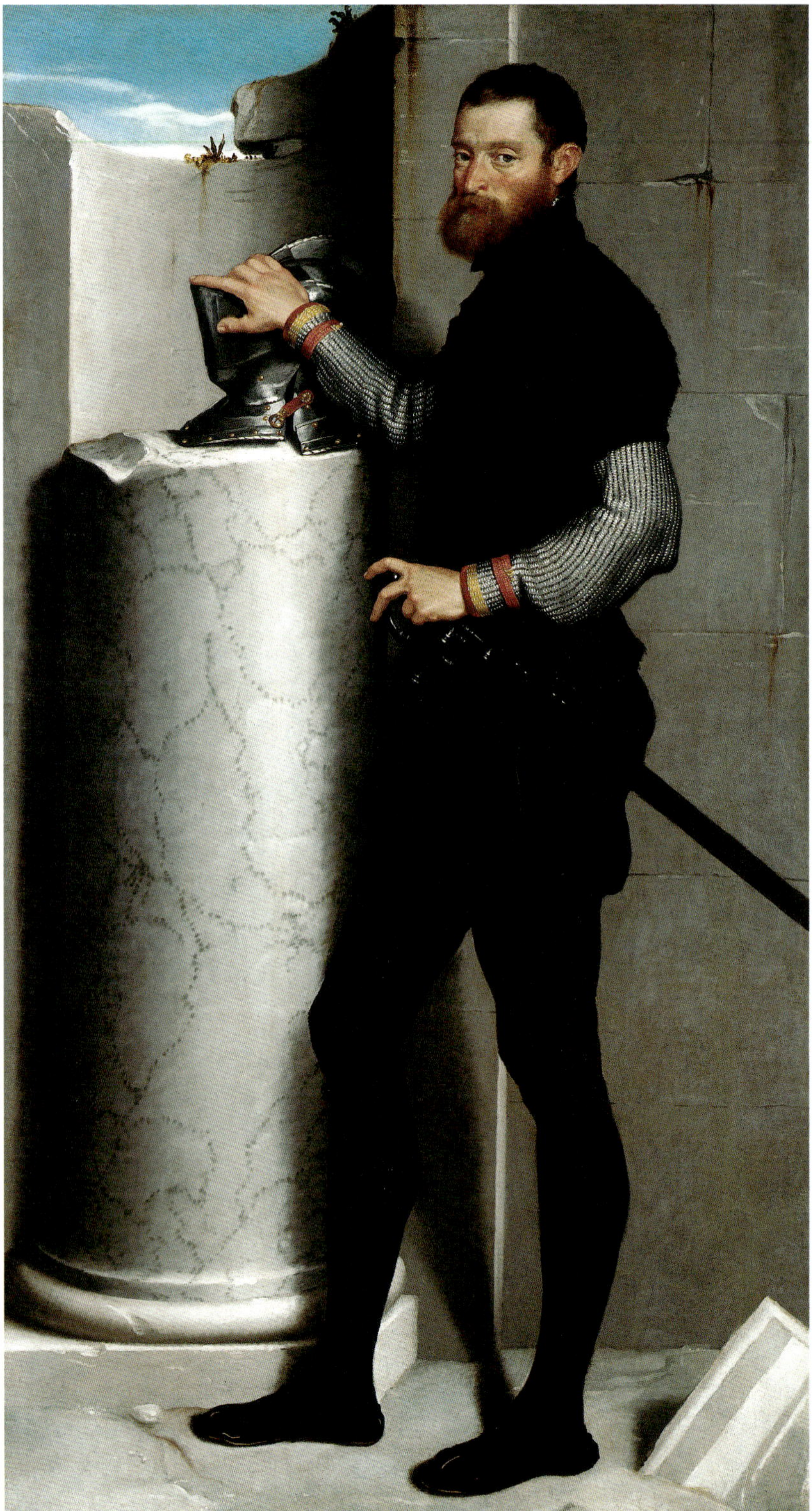

Wenn wir im folgenden unsere Aufmerksamkeit auf die vielfältigen künstlerischen Funktionen richten, denen der Schlagschatten dienen kann und gedient hat, so sind wir uns dabei der Nachteile in jeder solchen systematischen Anordnung wohl bewußt, und es gibt nur wenige Gemälde, die ausschließlich unter eine Kategorie fallen und nicht auch zur Illustration einer anderen verwendet werden könnten.

Beginnen wir mit einem Porträt von Moroni (Abb. 16), das an der Säulenrundung wunderschön die traditionelle Kunst der Helldunkelmodellierung illustriert, aber an Boden und Wand auch den Schlagschatten des Edelmannes zeigt. Das Beispiel soll einmal mehr den grundlegenden Unterschied zwischen Modellierung und Schlagschatten unterstreichen – erstere ist überall in der abendländischen

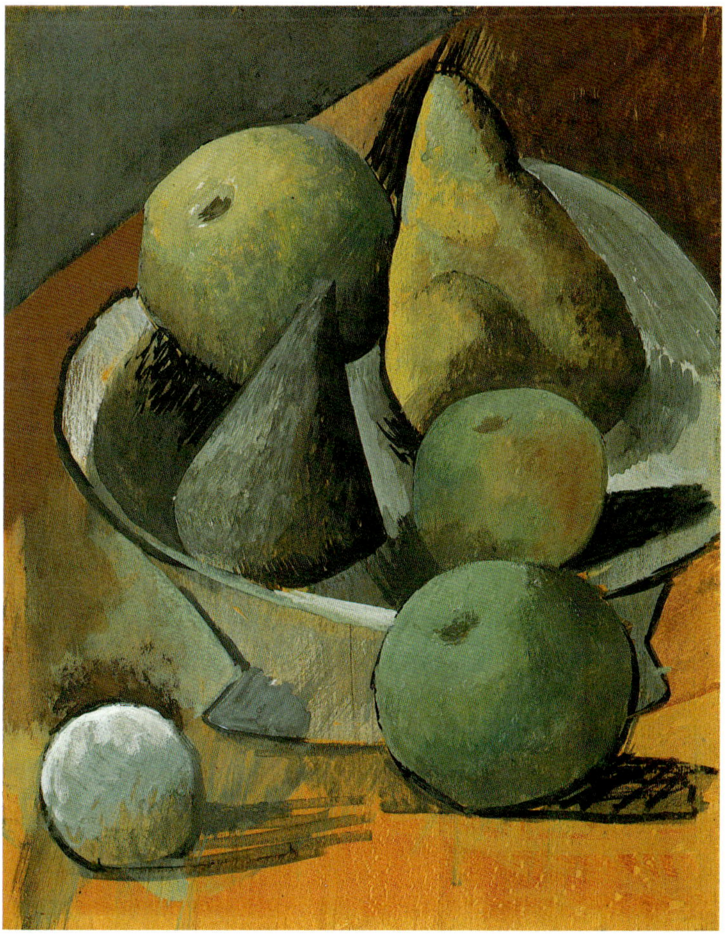

17 Pablo Picasso, *Obstschale mit Birnen und Äpfeln,* 1908. Öl/Holz, 27×21 cm. Berggruen Collection

gegenüber:
16 Giovanni Battista Moroni, *Porträt eines Edelmannes,* ca. 1555–60. Öl/Leinwand, 185,4×99,7 cm

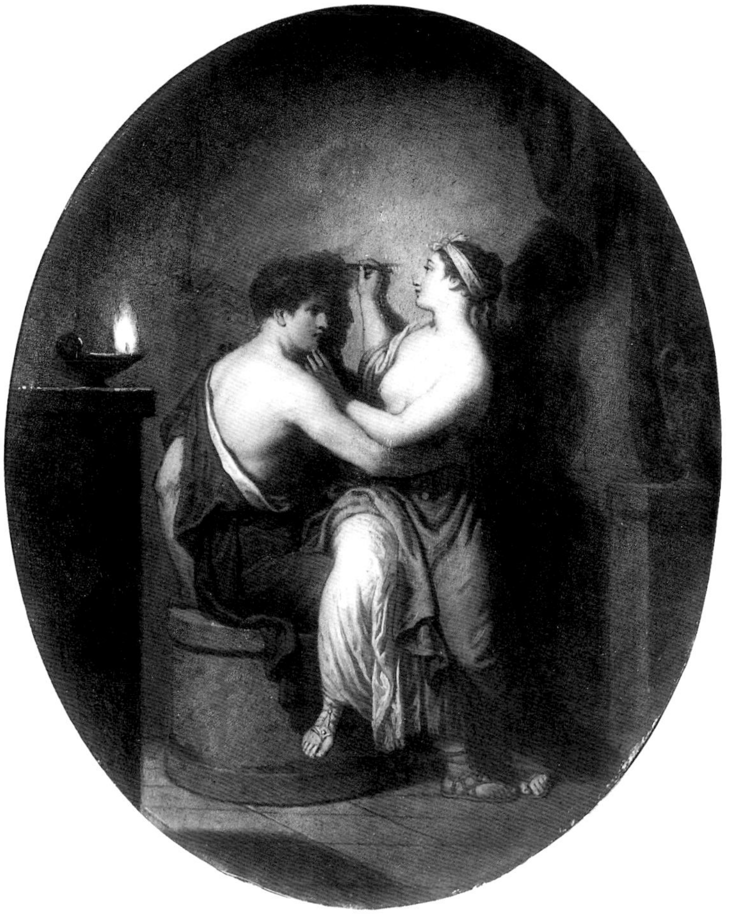

18 David Allan, *Der Ursprung der Malerei (Die Magd von Korinth),* 1775. Öl/Holz, 38,7×31 cm. National Gallery of Scotland, Edinburgh

Kunst gegenwärtig (siehe Abb. 4), während letzterer merkwürdigerweise als Ausnahme erscheint.

Wie tief sich diese beiden Darstellungsmittel in die Malpraxis eingegraben haben, läßt sich an einem frühen Stilleben Picassos (Abb. 17) erkennen, in dem er – noch ganz Schüler der akademischen Tradition – peinlich genau die Regeln der Helldunkelmodellierung beachtet und mit einigen ungeduldigen Pinselstrichen auch die Schlagschatten andeutet, welche die Früchte neben der Schale auf den Tisch werfen.

Eine Einführung in die Thematik des Schlagschattens wird schwerlich auf den einstmals beliebten Topos der »Erfindung der Malerei« verzichten wollen, die den Ursprung der Kunst der Porträtmalerei auf die Beobachtung und das

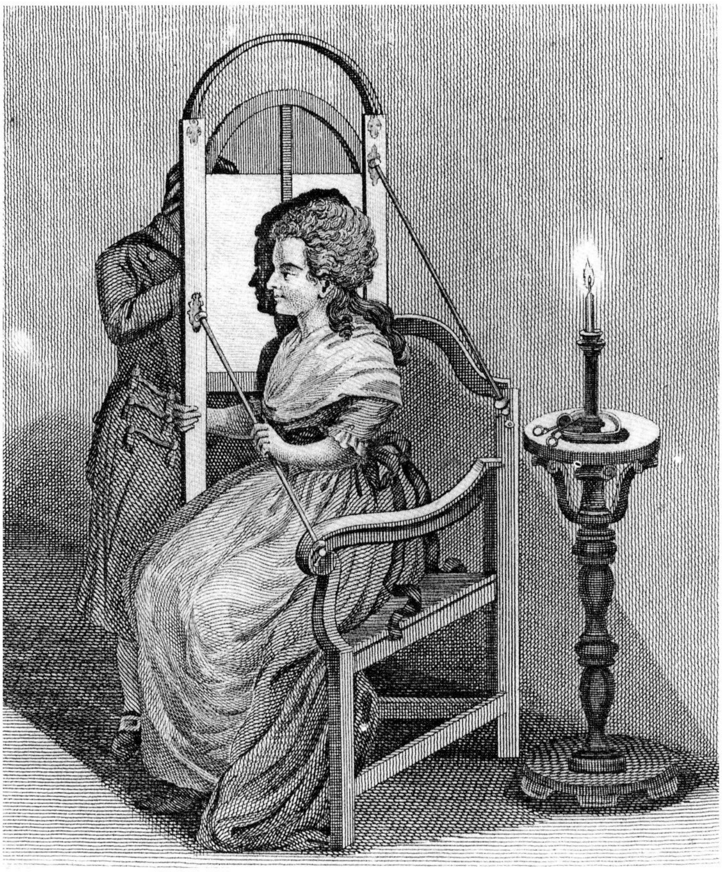

19 Zeichnen einer Silhouette, aus J.C. Lavater, *Physiognomische Fragmente,* Winterthur 1774–78

Nachzeichnen einer Silhouette zurückführte. Ein Gemälde von David Allan (Abb. 18) hält diesen Augenblick fest. Der römische Enzyklopädiker Plinius der Ältere gab dieser poetischen Legende die Form einer Liebesgeschichte: Boutades, ein Töpfer aus Skyon, entdeckte mit Hilfe seiner Tochter, wie man aus Ton Porträts modelliert. Das Mädchen war in einen Jungen verliebt und als dieser das Land verlassen mußte, zeichnete sie zur Erinnerung den Schattenriss nach, den sein Gesicht im Licht einer Öllampe auf die Wand warf. Ihr Vater füllte den Umriß mit Ton und fertigte daraus ein Ebenbild. Der antike Autor erwähnt diese Legende allerdings nicht in seinem Kapitel über die Malerei, sondern in seinen Ausführungen zur Bildhauerei.[13] Möglicherweise wurden Profilporträts damals eher auf Münzen und in Grabskulpturen verwendet als in der Malerei.

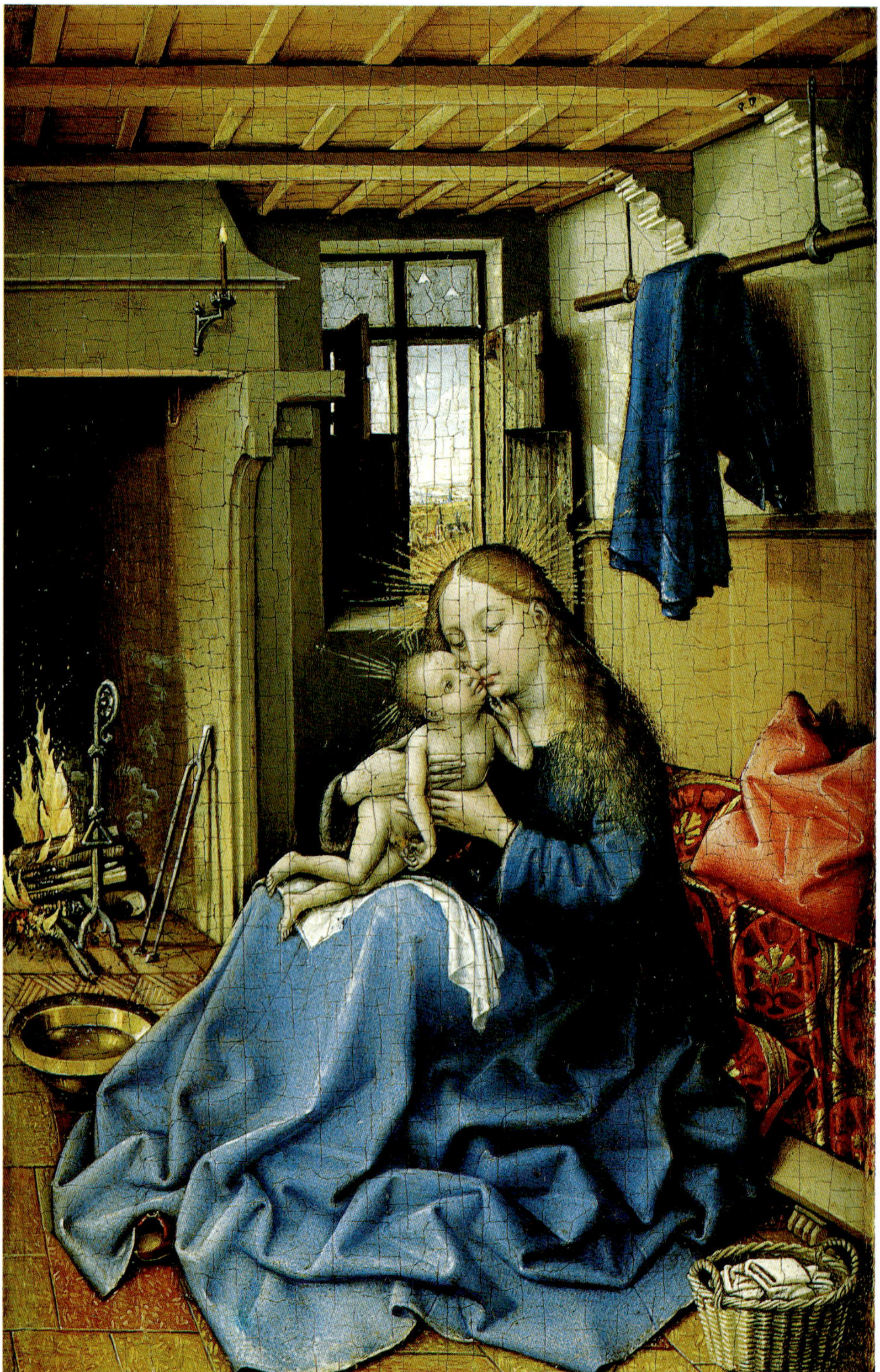

Die Geschichte klingt einleuchtend, aber wenn man die Sache selbst ausprobiert, merkt man schnell, wie schwierig so ein Schattenriß ist: Der eigene Schatten kommt der Silhouette, die man abzeichnen will, nur allzu leicht in die Quere und verdeckt sie. Selbst wenn man seinen Körper in gebührendem Abstand hält, fällt doch der Schatten der malenden Hand unweigerlich auf genau die Stelle, die man abzeichnen möchte.

Natürlich vermag der menschliche Erfindungsgeist dieses Problem zu überwinden, was denn im achtzehnten Jahrhundert auch geschah, als ausgeschnittene Porträtsilhouetten zu einem großen Renner wurden. Die Technik bestand darin, den Schatten auf Transparentpapier zu projizieren und den Umriß auf der abgewandten Seite nachzuzeichnen (Abb. 19). Die Genauigkeit, die durch dieses Verfahren erreicht werden konnte, führte zu einem modischen Interesse an Physiognomik, einer Wissenschaft, die aus dem Profil einer Person deren Charakter ablesen zu können glaubte.

Von den Umrissen, die in Gemälden durch Parallelprojektion gewonnen wurden und die einem anderen Zwecke dienten, dürfen wir nicht dieselbe Präzision erwarten. Ja, es ist eher selten, daß Künstler den Schlagschatten eines Gegenstands auf einer senkrechten Wand abbildeten. Die *Madonna mit Kind in einem Innenraum* (Abb. 20, 21), jenes Wunderwerk der Beobachtungsgabe aus der Werkstatt von Campin, haben wir bereits erwähnt. Der Künstler zeigt uns den Kamin mit dem Schatten einer Feuerzange, der vermutlich vom Licht der Flammen herrührt, während Fensterladen, Tuch und Kissen in dem diffusen Licht, das von draußen hereindringt, einen verwascheneren Schatten werfen, so daß insgesamt die Wirkung der Helldunkelmodellierung verstärkt wird, die der Meister so hervorragend beherrscht.

Eine ähnliche Verstärkung finden wir in der Porträtkunst, wie sie nördlich der Alpen gepflegt wurde. Sowohl der deutsche Meister des Mornauer Porträts (Abb. 22) wie Hans Holbein (Abb. 23) beleuchteten ihre Modelle direkt von vorne und machten an der Wand dahinter deren Schlagschatten sowie den Schatten des Rahmens sichtbar. Zwar kommen uns diese vagen Formen nicht unbedingt zu Bewußtsein, dennoch steigern sie in uns das Gefühl einer lebendigen Präsenz der Modelle.

gegenüber:
20 Werkstatt von Robert Campin, *Madonna mit Kind in einem Innenraum,* ca. 1435. Öl / Eiche, bemalte Fläche 18,7 × 11,6 cm

21 Ausschnitt aus Abb. 20

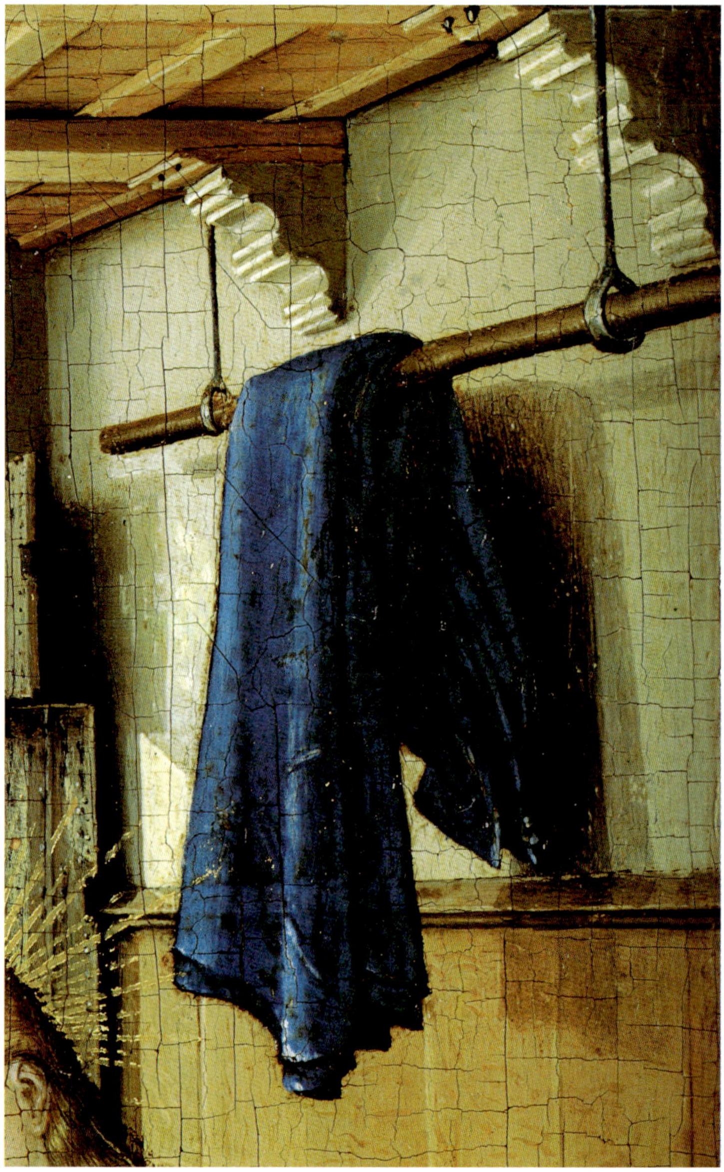

Als weiteres Beispiel für diesen Kunstgriff habe ich Tiepolos Skizze für ein Altarbild ausgewählt (Abb. 24), auf dem die Hand und das Zepter des Königs durch den klaren Schlagschatten wunderschön in Szene gesetzt werden.

Während die Parallelprojektion verhältnismäßig selten vorkommt, gehört der sogenannte »anschließende Schatten« von jeher zu den Hilfsmitteln des *trompe l'œil.* Der Schatten, den ein Objekt auf den Boden wirft, auf dem es liegt, verstärkt unmittelbar den Eindruck seiner Gegenständlichkeit.

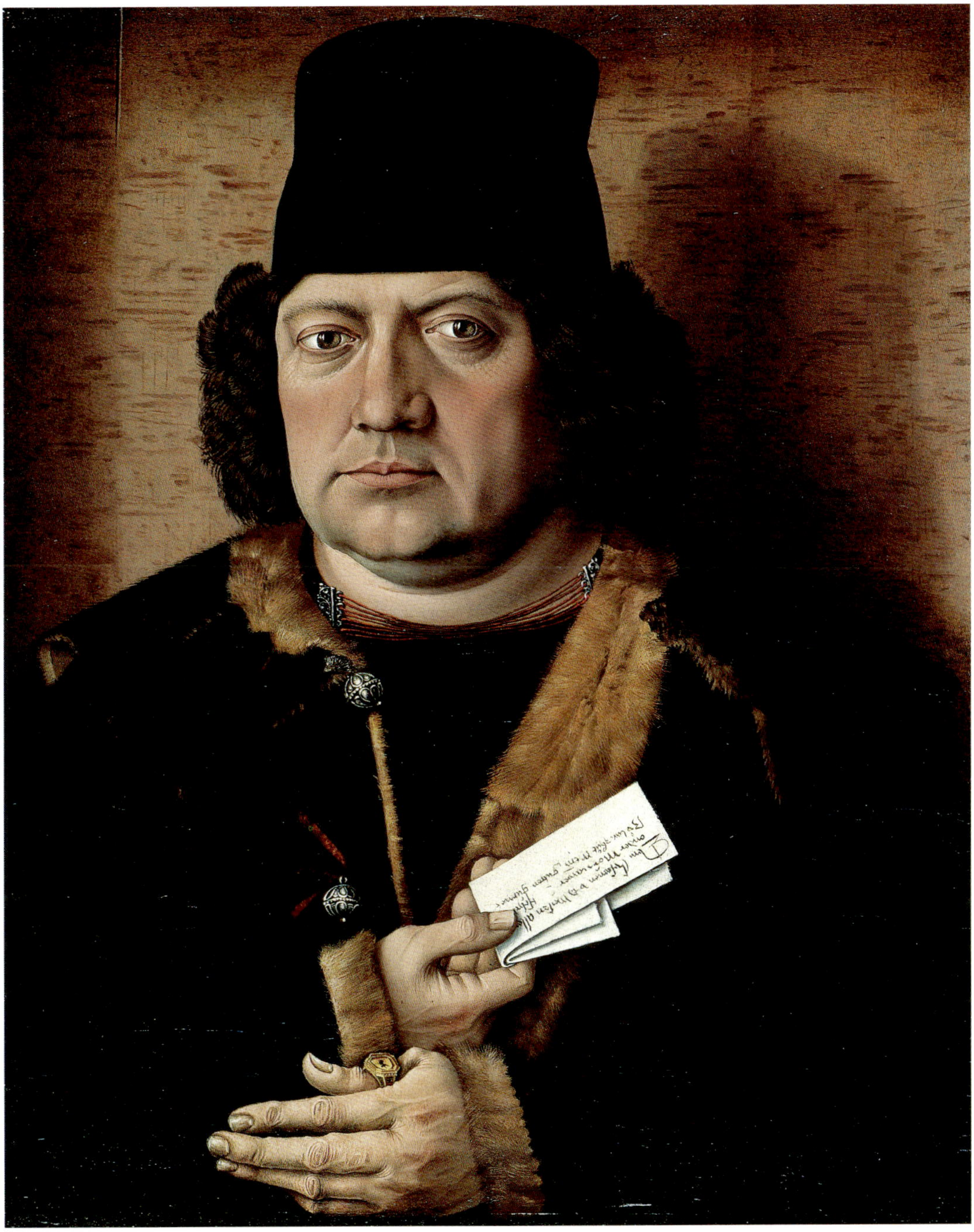

22 Meister des Mornauer Porträts, *Porträt des Alexander Mornauer,* ca. 1464–88. Öl/Holz, ursprünglich bemalte Fläche 45,2×38,7 cm

23 Hans Holbein der Jüngere, *Christina von Dänemark, Herzogin von Mailand,* wahrscheinlich 1538. Öl/Eiche, 179,1×82,6 cm

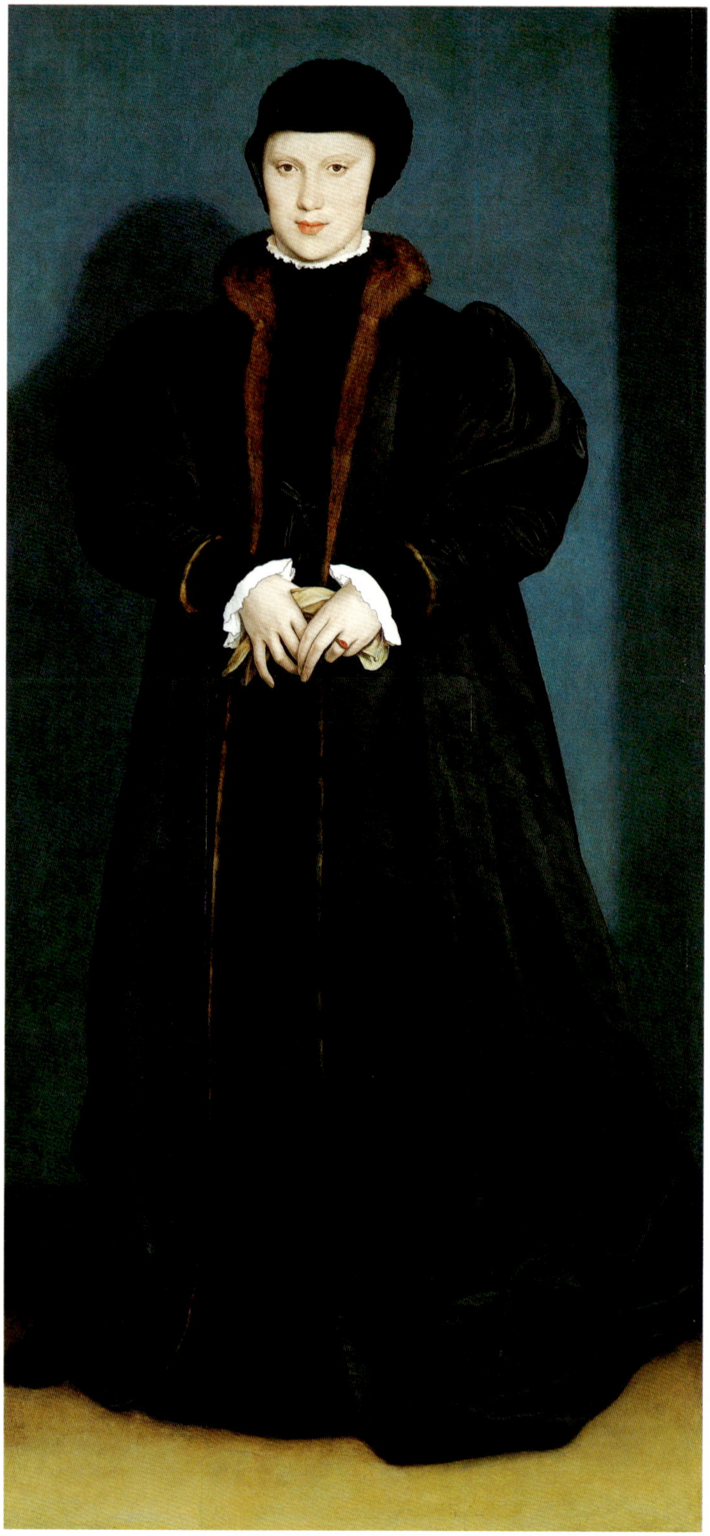

gegenüber:
24 Giovanni Battista Tiepolo, *Der Heilige Augustinus mit Ludwig von Frankreich, Johannes dem Täufer und einem Bischof,* vor 1737. Öl/Leinwand, 58,1×33,3 cm

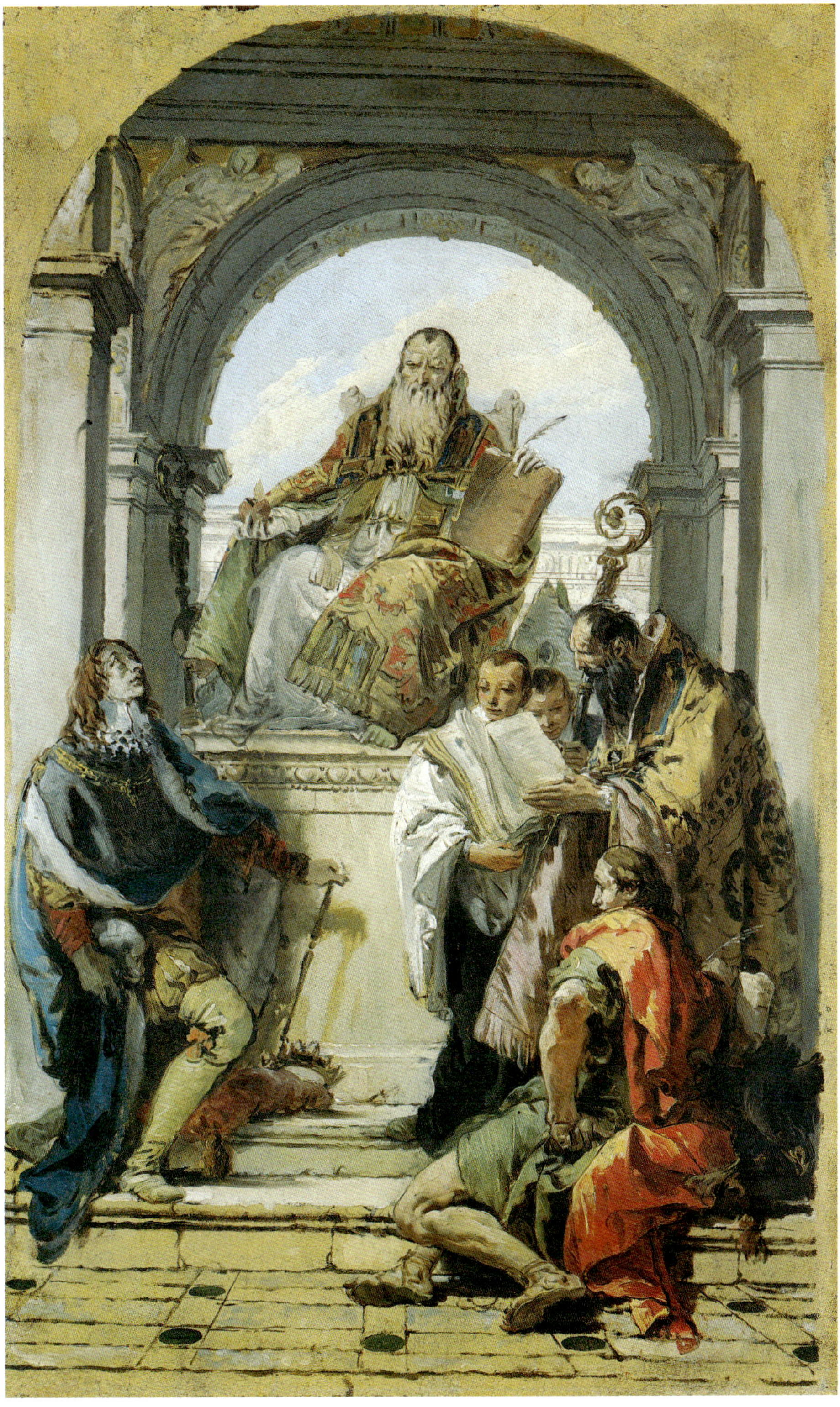

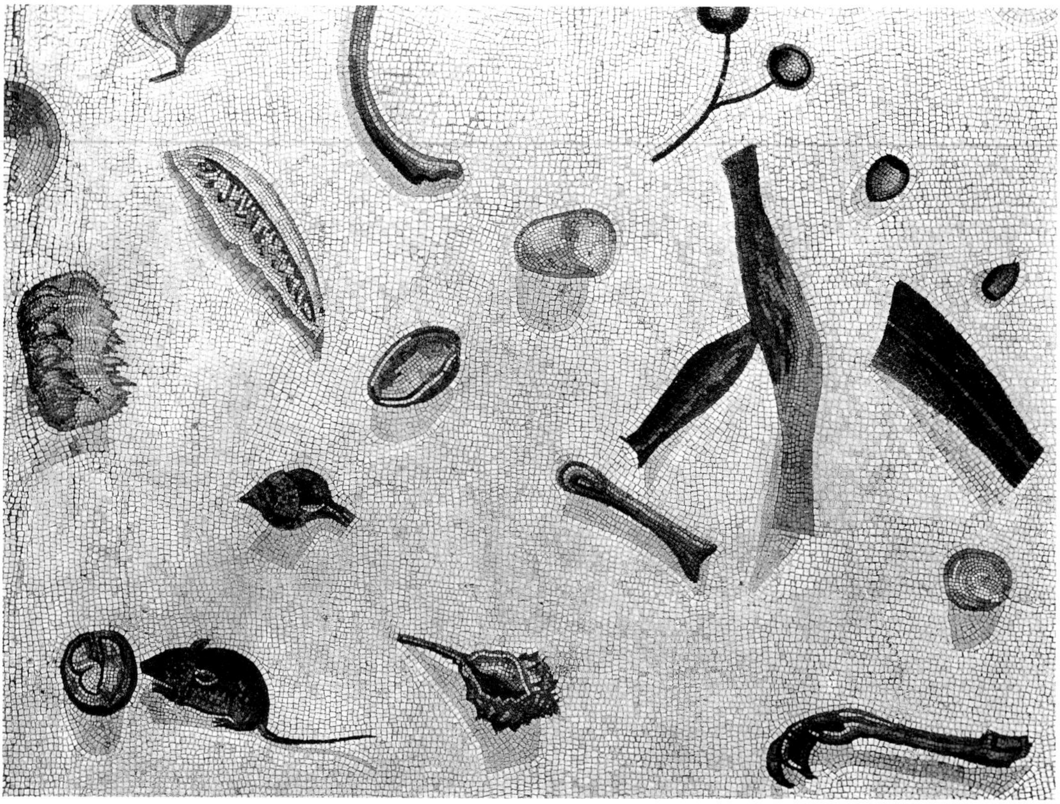

25 Kopie des Herakleitos (2. Jh. nach Chr.) nach Sosos von Pergamon, *Reste eines Mahls (»Der ungefegte Raum«)*. Ausschnitt aus einem Mosaikfragment. Vatikanische Museen, Rom

Römische Mosaikenkünstler erlauben sich bisweilen den Scherz einer Augentäuschung, indem sie uns den scheinbar »ungefegten Boden« *(asaraton)* präsentieren, wie er nach einem Festmahl aussieht: wild liegen da die Reste und Abfälle verstreut und werfen ihre Schatten aufs Pflaster (Abb. 25).

Kaum waren die Schatten wieder ins Repertoire der Malerei zurückgekehrt, wurde die unfehlbare Wirkung anschließender Schatten auch schon weidlich ausgenutzt. Der *cartellino* wie jener Zettel mit der Signatur Antonello da Messinas (Abb. 26) ist dafür ein typisches Beispiel und ebenso der Kunstgriff, eine Fliege ins Bild zu malen wie auf jenem Porträt eines schwäbischen Meisters aus dem fünfzehnten Jahrhundert (Abb. 27) – ein Kunstgriff übrigens, dem André Chastel eine ganze Studie gewidmet hat.[14]

Nachdem die Tabuierung harter Schatten im siebzehnten Jahrhundert aufgehoben worden war, machte man in den verschiedensten Zusammenhängen begeistert von ihnen Gebrauch. Der gedeckte Tisch in Caravaggios *Christus in*

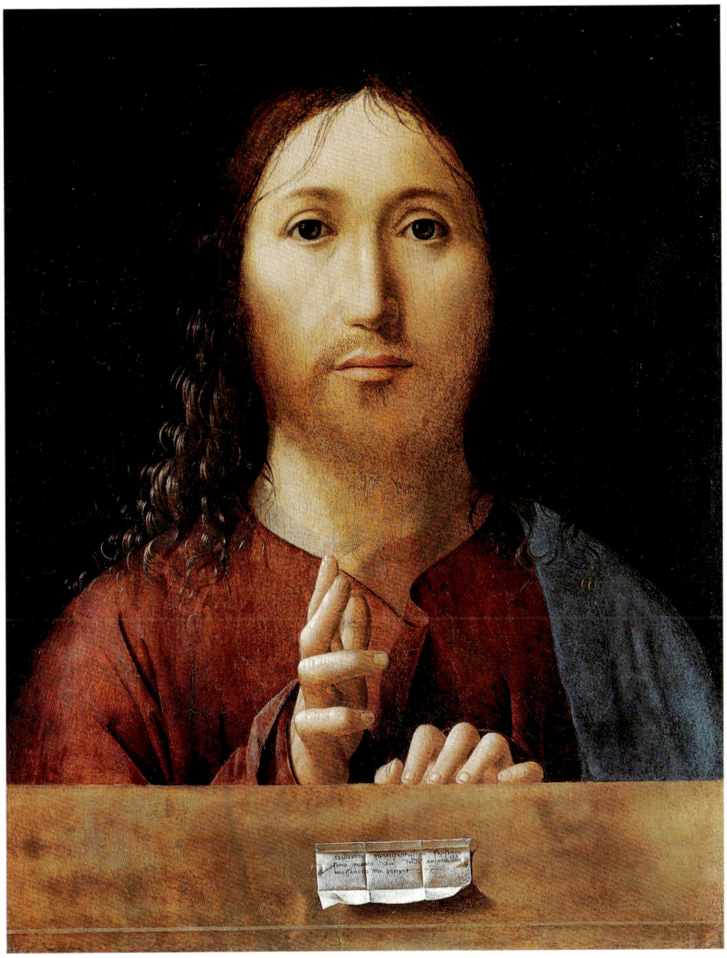

26 Antonello da Messina, *Segnender Christus,* ca. 1465. Öl/Holz, bemalte Fläche 38,7×29,8 cm

Emmaus (Abb. 28) scheint beinahe den Kunstgriff des antiken Mosaiks nachahmen zu wollen und Rembrandts Radierung des Porträts von Jan Sylvius (Abb. 29) setzt ihn schamlos in einem Medium ein, das jede wirkliche Sinnestäuschung von vornherein ausschließt.

Die kräftigen anschließenden Schatten auf den Gemälden von Berckheyde (Abb. 30) und Guardi (Abb. 31) vermitteln einerseits eine gewisse Tiefe, verstärken jedoch auch die Wirkung des Sonnenlichts auf den Plätzen in Haarlem und Venedig.

Sie sind zugleich ein schlagendes Beispiel dafür, daß die hier abgebildeten Gemälde aus verschiedenen Blickwinkeln betrachtet werden müssen. Nur wenige Funktionen des Schlagschattens sind wichtiger als die Möglichkeit, mit seiner

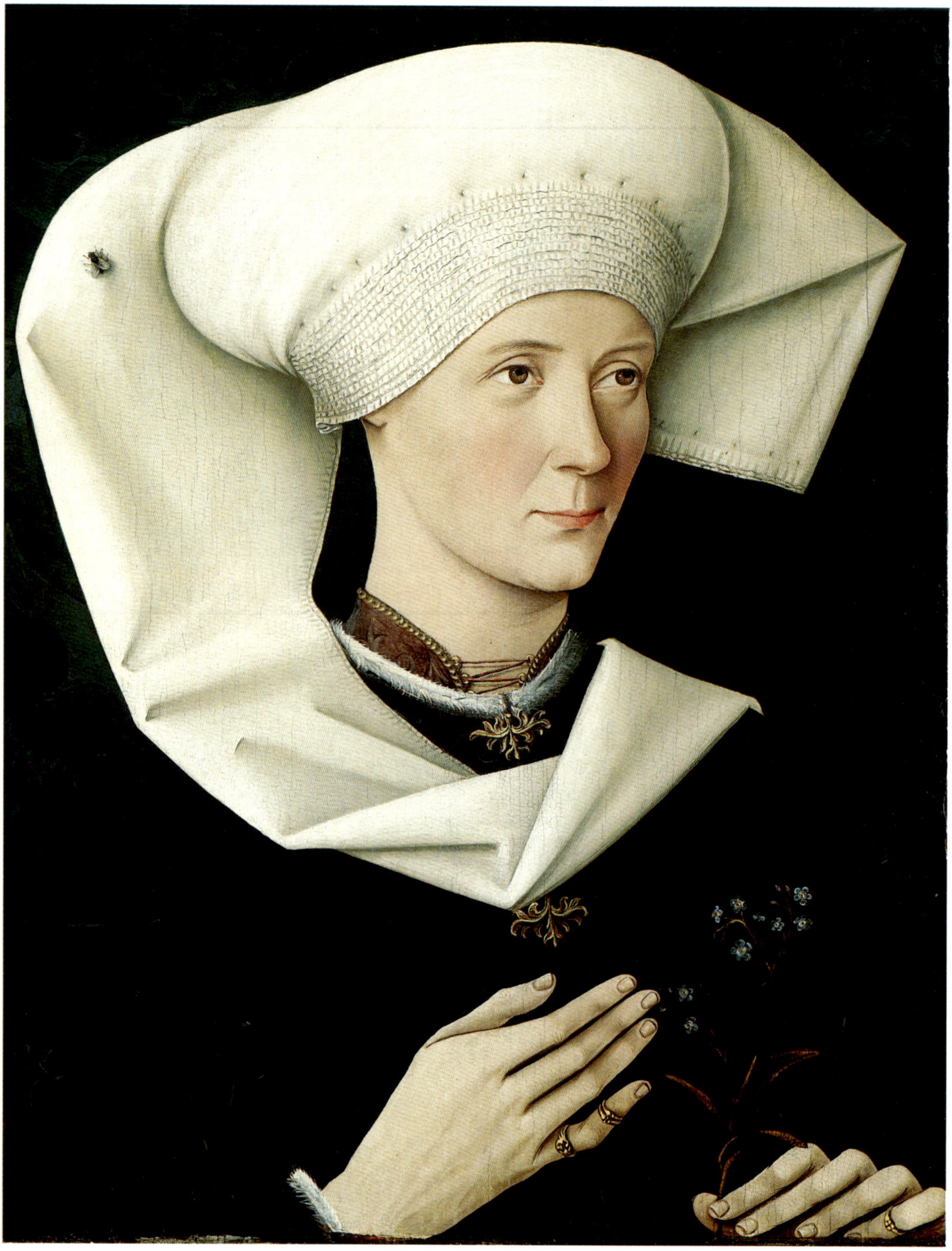

27 Unbekannter schwäbischer Meister, *Porträt einer Frau der Familie Hofer,* ca. 1470. Öl / Weißtanne, 53,7 × 40,8 cm

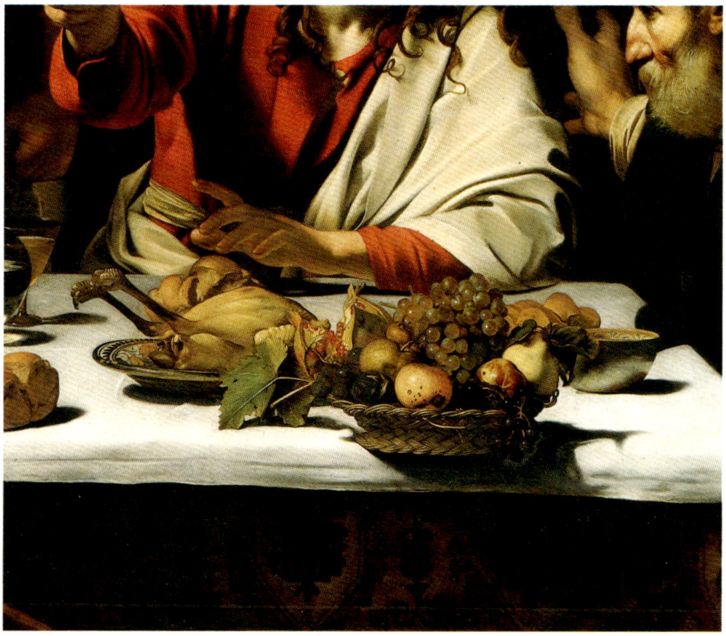

28 Caravaggio, *Christus in Emmaus* (Ausschnitt), 1601. Öl und Tempera / Leinwand, 141×196,2 cm

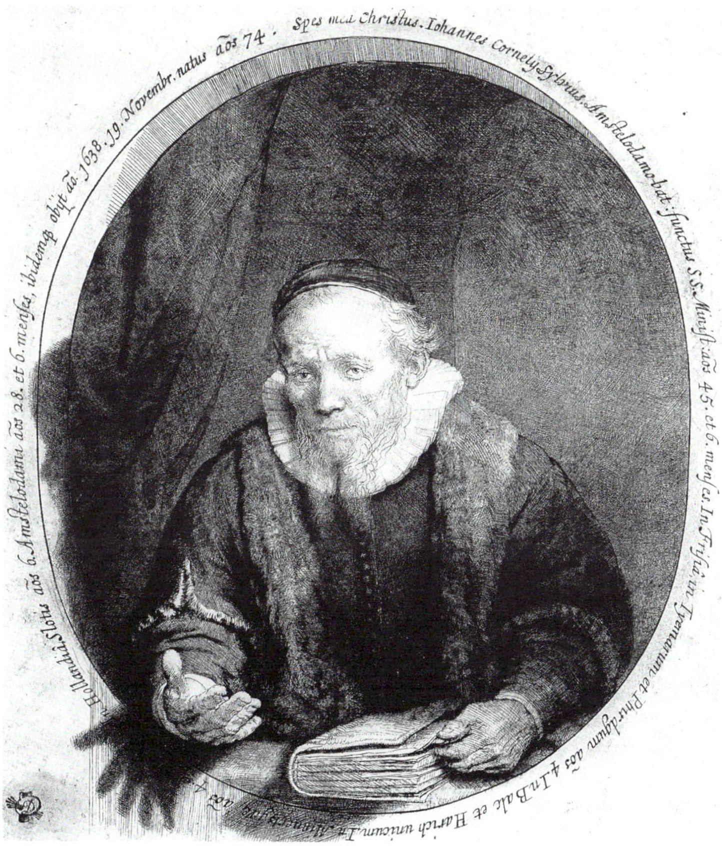

29 Rembrandt, *Porträt des Jan Cornelisz Sylvius.* Radierung, 1646. British Museum, London

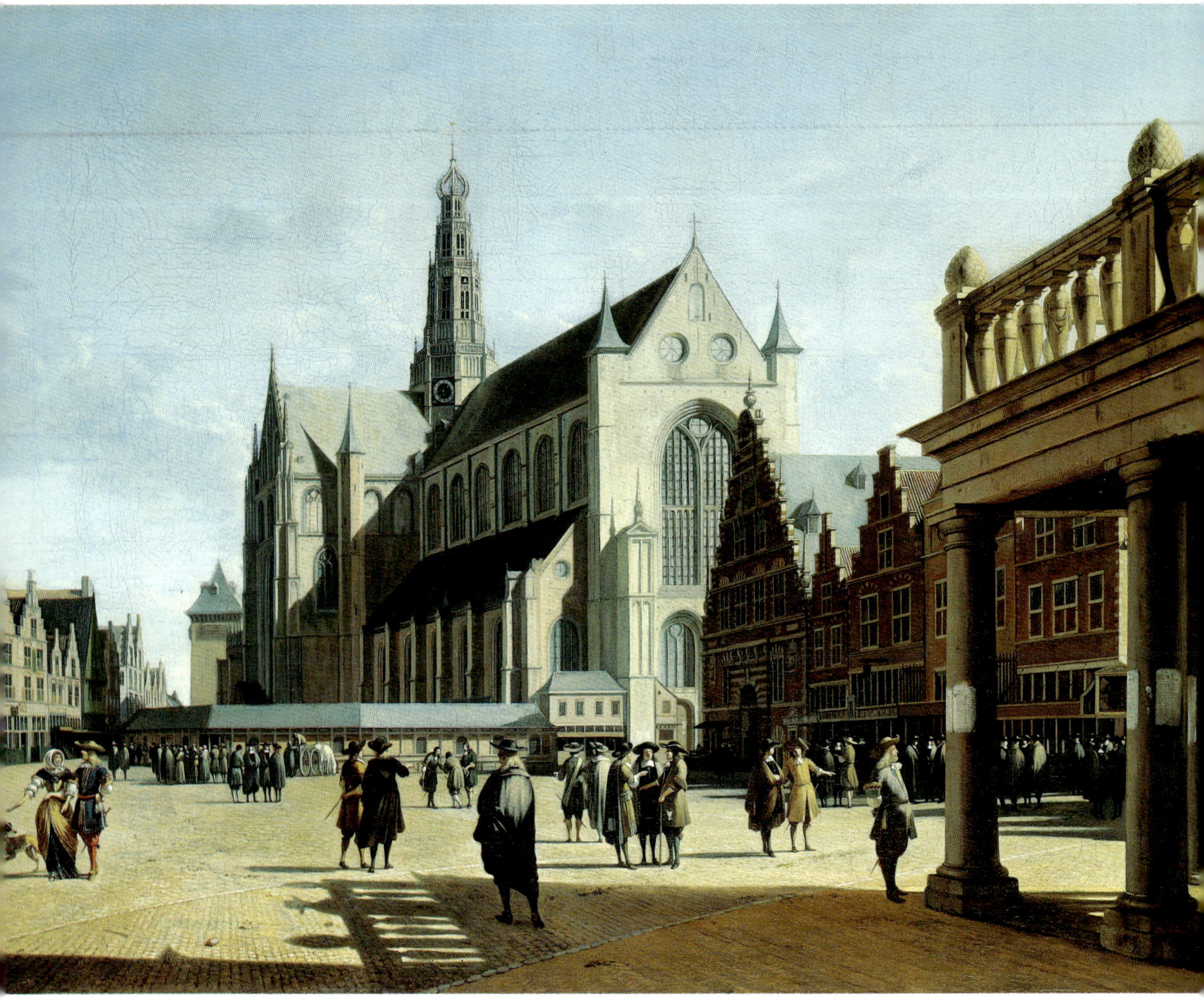

30 Gerrit Berckheyde, *Marktplatz und Grote Kerk zu Haarlem,* 1674. Öl / Leinwand, 51,8×67 cm

Hilfe die Wirkung des Lichts zu verstärken. Da die Skala an Farbtönen, die dem Maler zur Verfügung stehen, nur einen Bruchteil der in der Natur zu beobachtenden Intensitäten wiedergibt,[15] muß er durch ein sorgfältig arrangiertes Nebeneinander die Effekte von Farbkontrasten ausnutzen.

Masaccios großartiges Gemälde *Madonna mit Kind und vier Engeln* (Abb. 32) dürfen wir als ein frühes und eindrückliches Beispiel hierfür ansehen. Indem der Künstler die Schatten wiedergibt, die auf den Thron fallen, macht er zugleich das Licht spürbar, welches die ganze, perspektivisch so sorgfältig konstruierte Szene erhellt. Das Beispiel ist deshalb so bewunderungswürdig, weil dieses neue Ausdrucksmittel

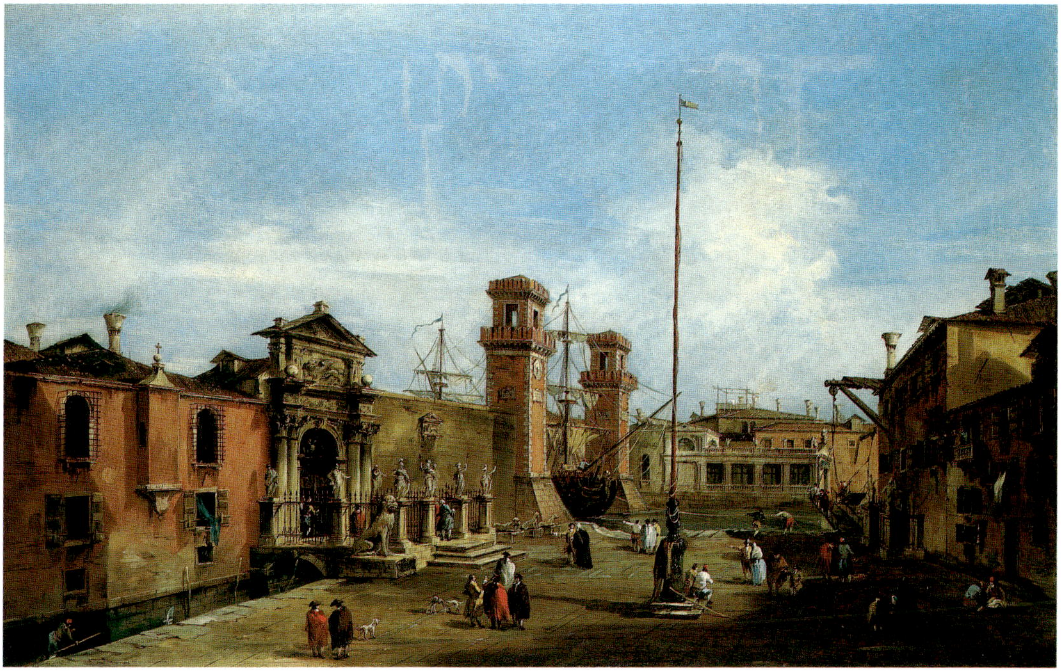

31 Francesco Guardi, *Venedig: Das Arsenal,* 1755–60. Öl/Leinwand, 62,3×96,9 cm

wie in dem Gemälde von Robert Campin (siehe Abb. 20) so zurückhaltend eingesetzt wird.

Jener Stil des siebzehnten Jahrhunderts, der als *tenebroso* bezeichnet wurde und den wir mit Caravaggio assoziieren, trieb die Farbkontraste oft bis zum Äußersten, um das Leuchten des Lichts zu verstärken. Das Gemälde eines am Tisch lesenden Einsiedlers oder Gelehrten von einem Schüler oder Nachfolger Rembrandts (Abb. 33) veranschaulicht in vollendeter Weise diese Wirkung. Das durch die Glasscheiben und das offene Fenster flutende Licht blendet gleichsam den Betrachter und macht es fast unmöglich, die Gestalt und die Gegenstände zu erkennen.

In Giovanni Domenico Tiepolos Vision des Trojanischen Pferds (Abb. 34) ist der Kontrast nicht so kraß, dennoch verstärken die harten Schatten auf dem Boden den Eindruck strahlenden Sonnenlichts.

Corot dagegen (Abb. 35) mildert die Schatten des umgestürzten Baumes und der Gans ab und erweckt damit überzeugend die Atmosphäre gedämpften Morgen- oder Abendlichts. Sein Gemälde veranschaulicht daher auch, wie durch Schatten eine bestimmte Stimmung geschaffen werden kann.

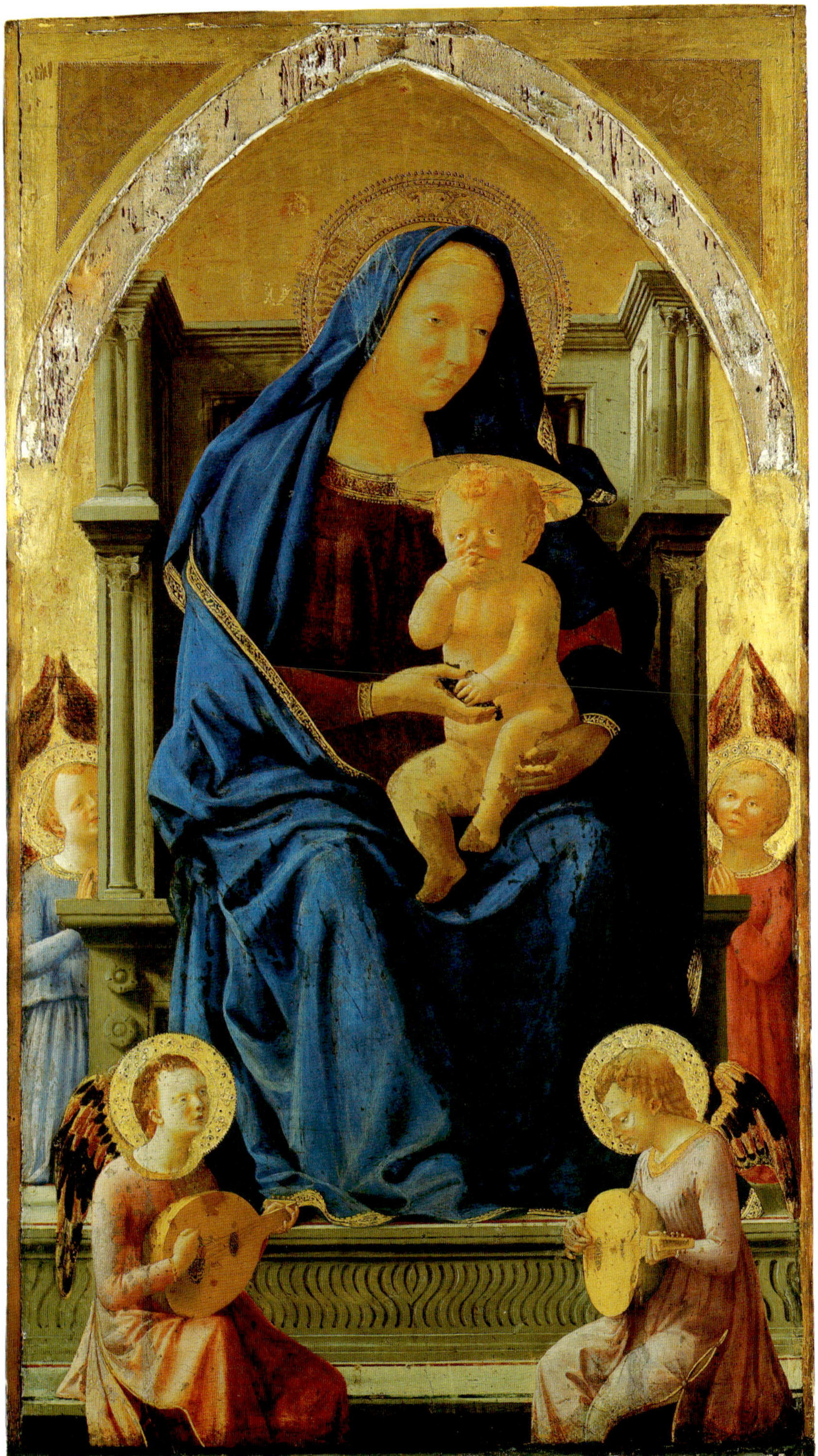

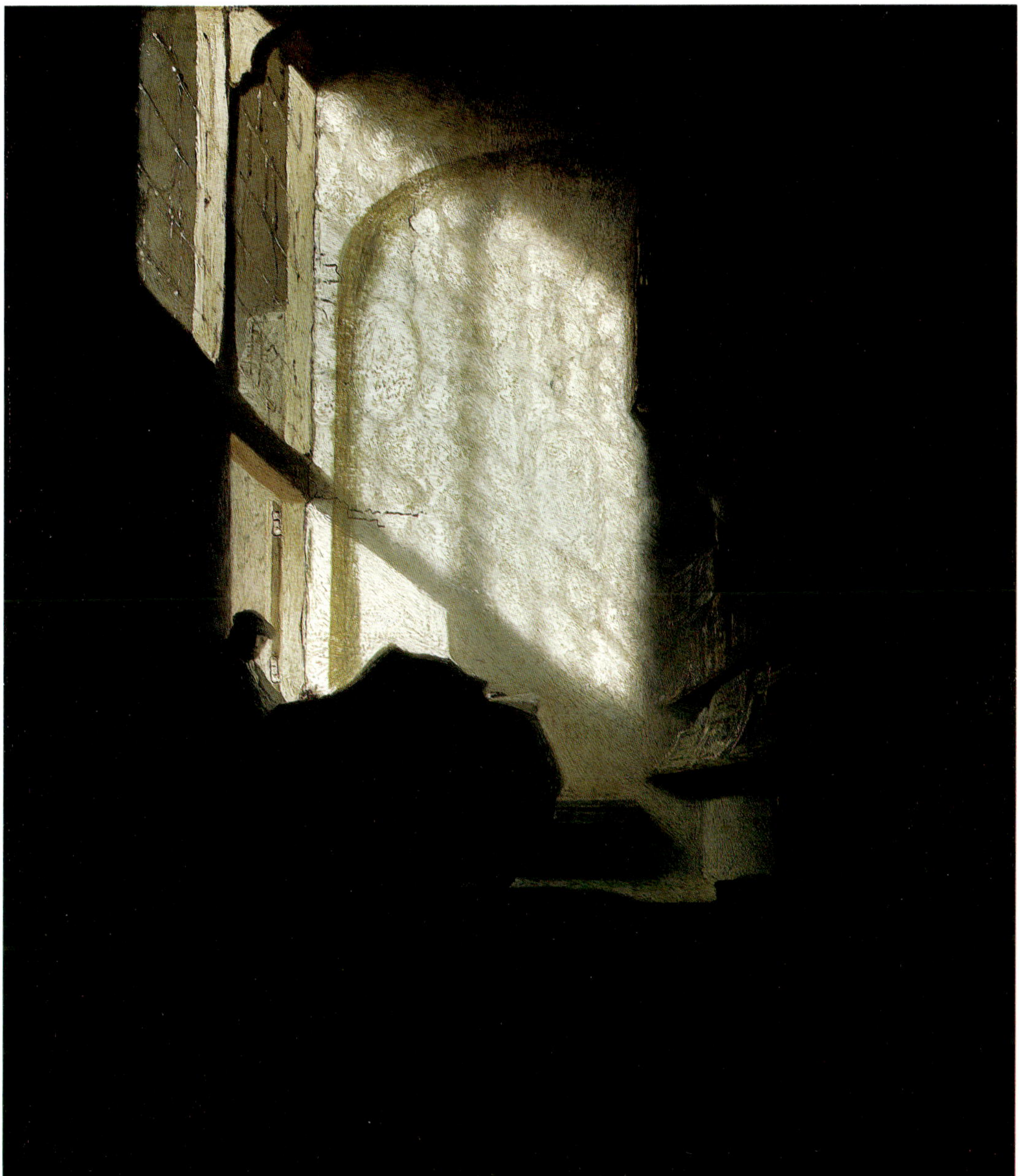

gegenüber:
32 Masaccio, *Madonna mit Kind und vier Engeln,* 1426. Tempera / Pappel, bemalte Fläche 135,5 × 73 cm

oben:
33 Rembrandtschule, *Lesender Mann am Tisch sitzend,* ca. 1631–50. Öl / Eiche, 55,1 × 46,5 cm

34 Giovanni Domenico Tiepolo, *Einzug des Trojanischen Pferdes in Troja,* ca. 1760. Öl/Leinwand, 38,8×66,7 cm

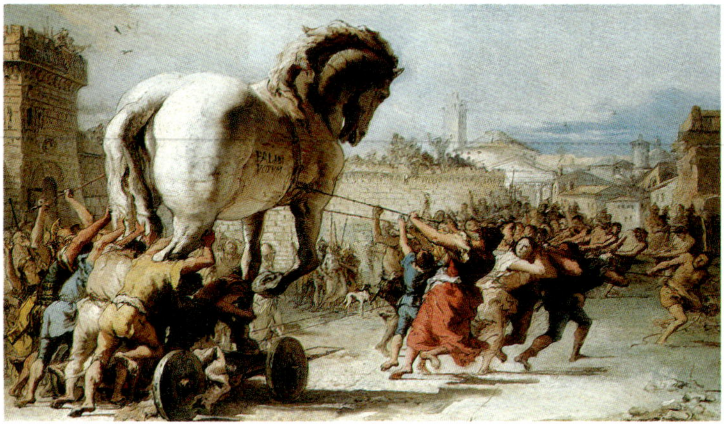

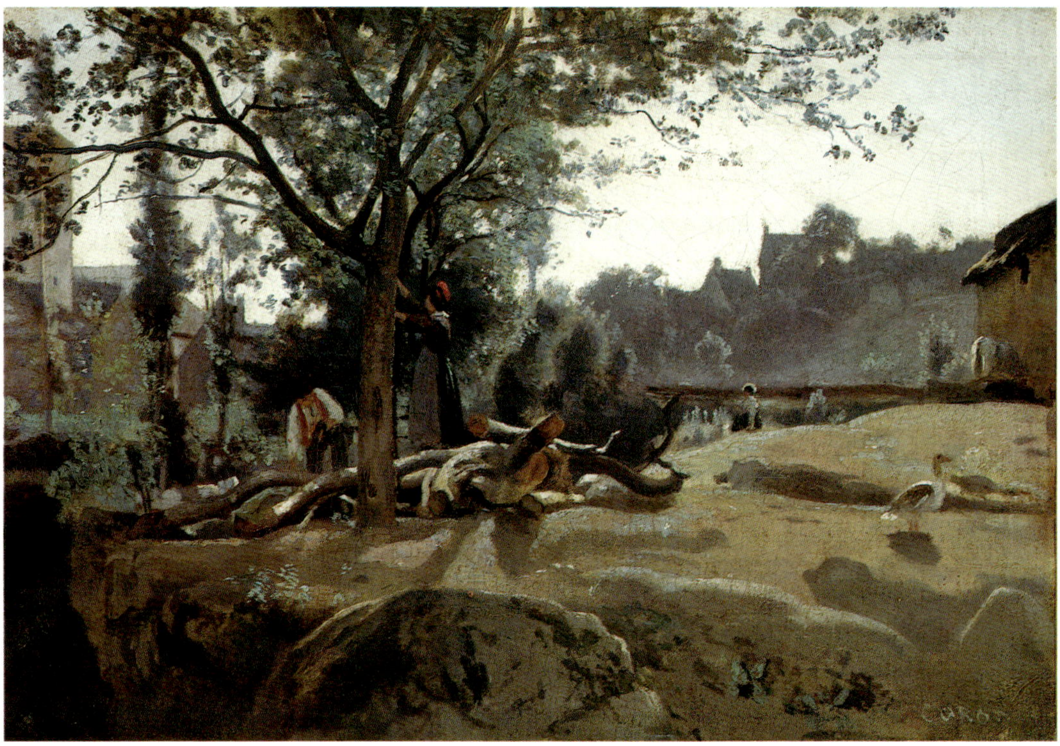

35 Jean-Baptiste-Camille Corot, *Bauern unter einem Baum bei Dämmerung,* ca. 1840–45. Öl/Leinwand, 28,2×39,7 cm

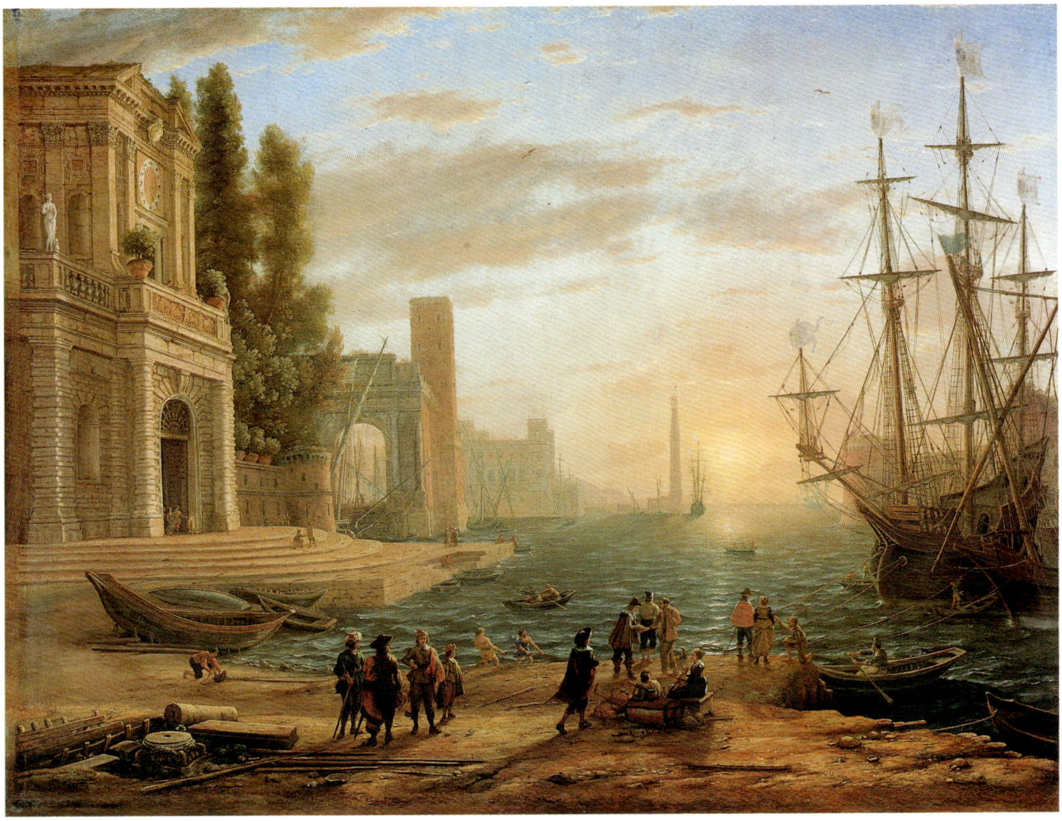

36 Claude Lorrain, *Hafen bei Sonnenuntergang,* 1639. Öl/Leinwand, 99,1×129,5 cm

Am deutlichsten geschieht dies natürlich durch die verlängerten Schatten, die im Licht der auf- oder untergehenden Sonne entstehen und die Claude Lorrain in seiner Hafenszene so denkwürdig darstellte (Abb. 36).

Die Beobachtung, daß Schatten selten grau sind, sondern aufgrund des Kontrasts zu den umgebenden Farben verschiedene Färbungen annehmen, gewann bei den Impressionisten zunehmend an Bedeutung. Die Winterlandschaft von Pissarro (Abb. 37) illustriert diese Erkenntnis.

Nicht nur die Formen, sondern auch die Umrisse und die Farben der Schatten verraten uns etwas über das Wesen des einfallenden Lichts, und auch für diese Beobachtung finden sich überraschend frühe Beispiele schon in der Kunst des beginnenden fünfzehnten Jahrhunderts. Fra Angelicos Leistung bei der Darstellung des *sfumato* von Streiflicht (siehe Abb. 12) wurde bereits erwähnt. Die National Gallery besitzt ein weiteres, nicht weniger bedeutendes Beispiel, Antonello

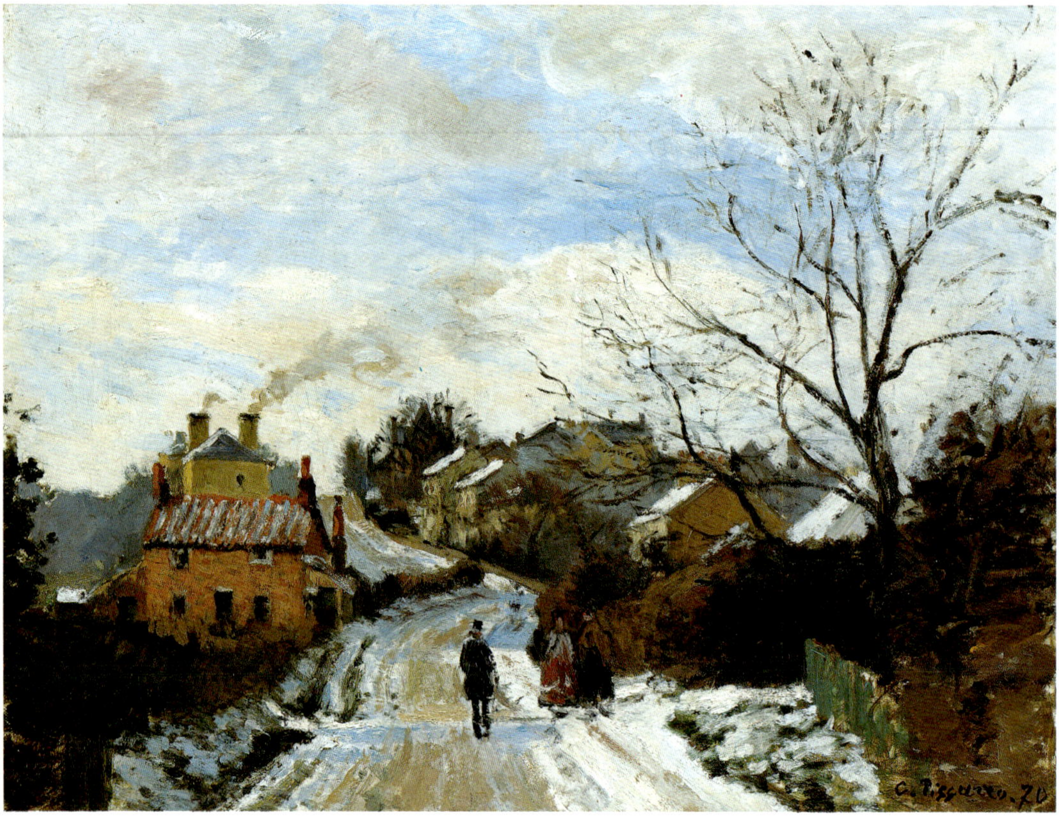

37 Camille Pissarro, *Fox Hill, Upper Norwood,* 1870.
Öl / Leinwand, 35,5 × 45,7 cm

38 Antonello da Messina, *Der heilige Hieronymus im Gehäuse* (Ausschnitt), ca. 1475.
Öl / Linde, 45 × 36,2 cm

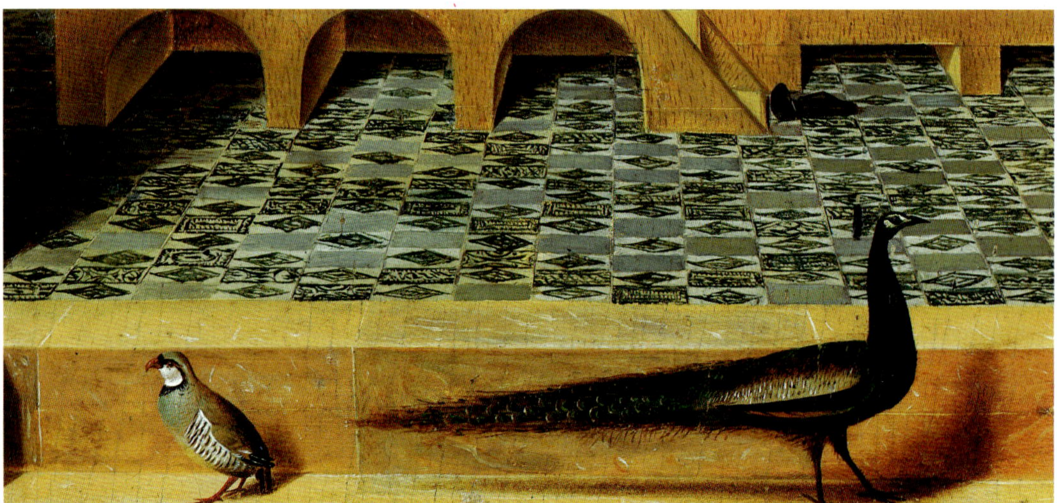

39 Sassetta, *Die Stigmatisierung des heiligen Franziskus,* 1437–44. Tempera/Pappel, 87,5×52,5 cm

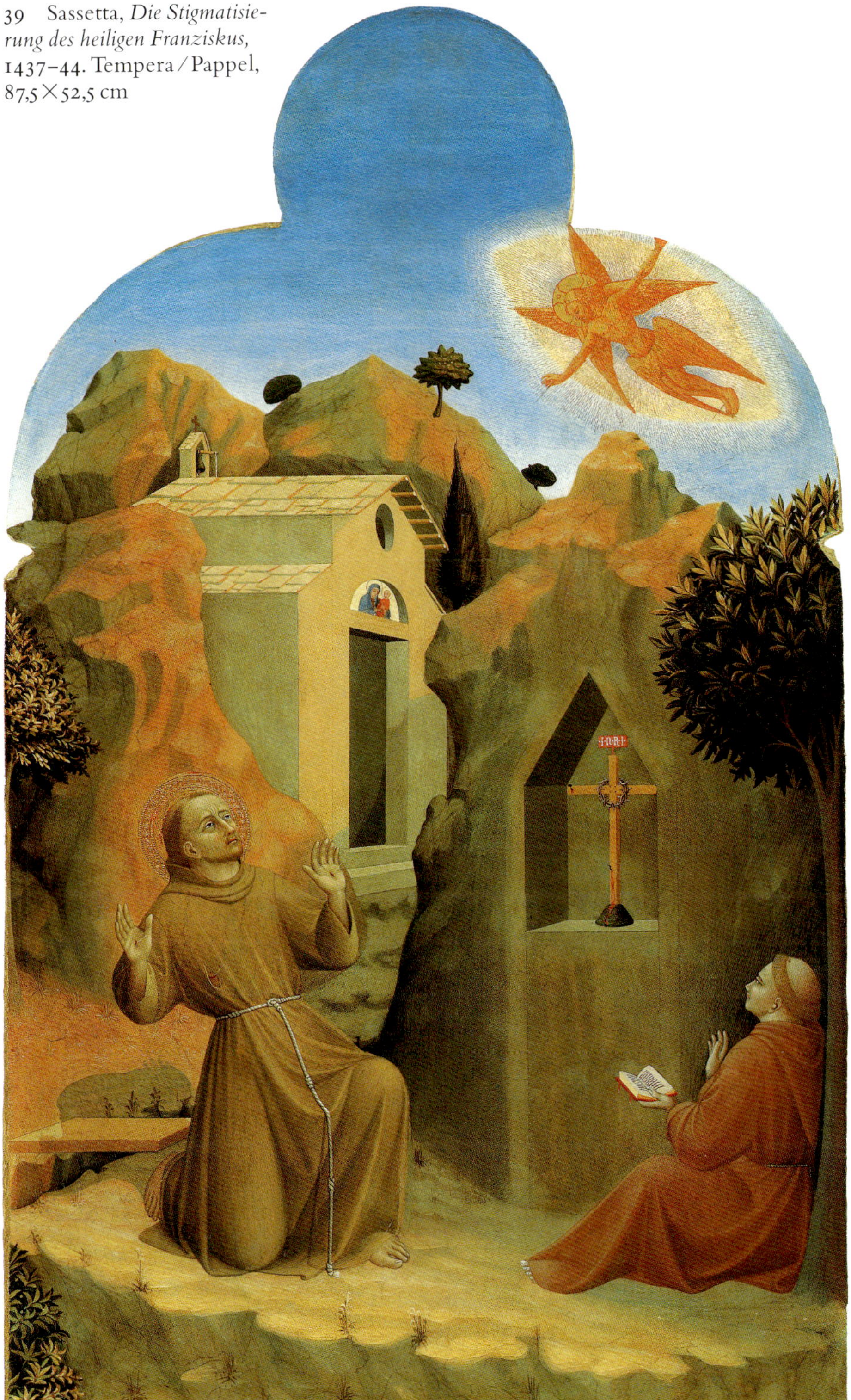

40 Carlo Crivelli, *Die Verkündigung mit dem heiligen Egidius* (Ausschnitt), 1486. Ei und Öl von Holz auf Leinwand übertragen, 207×146,7 cm

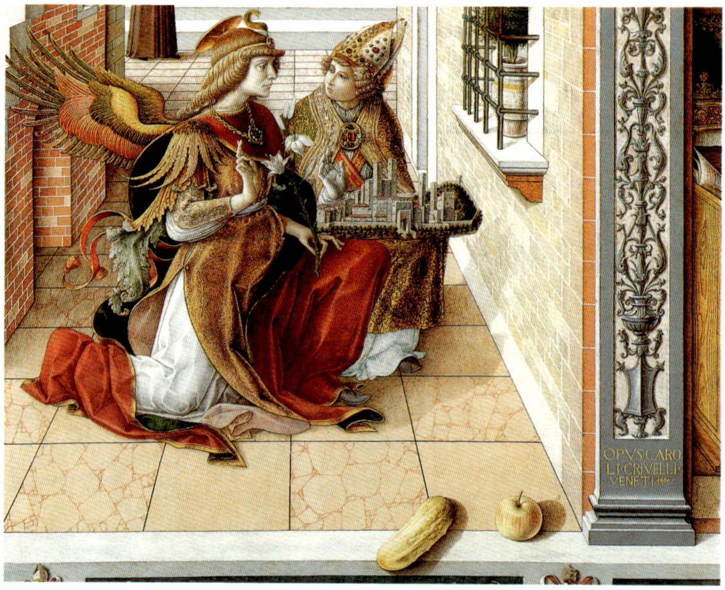

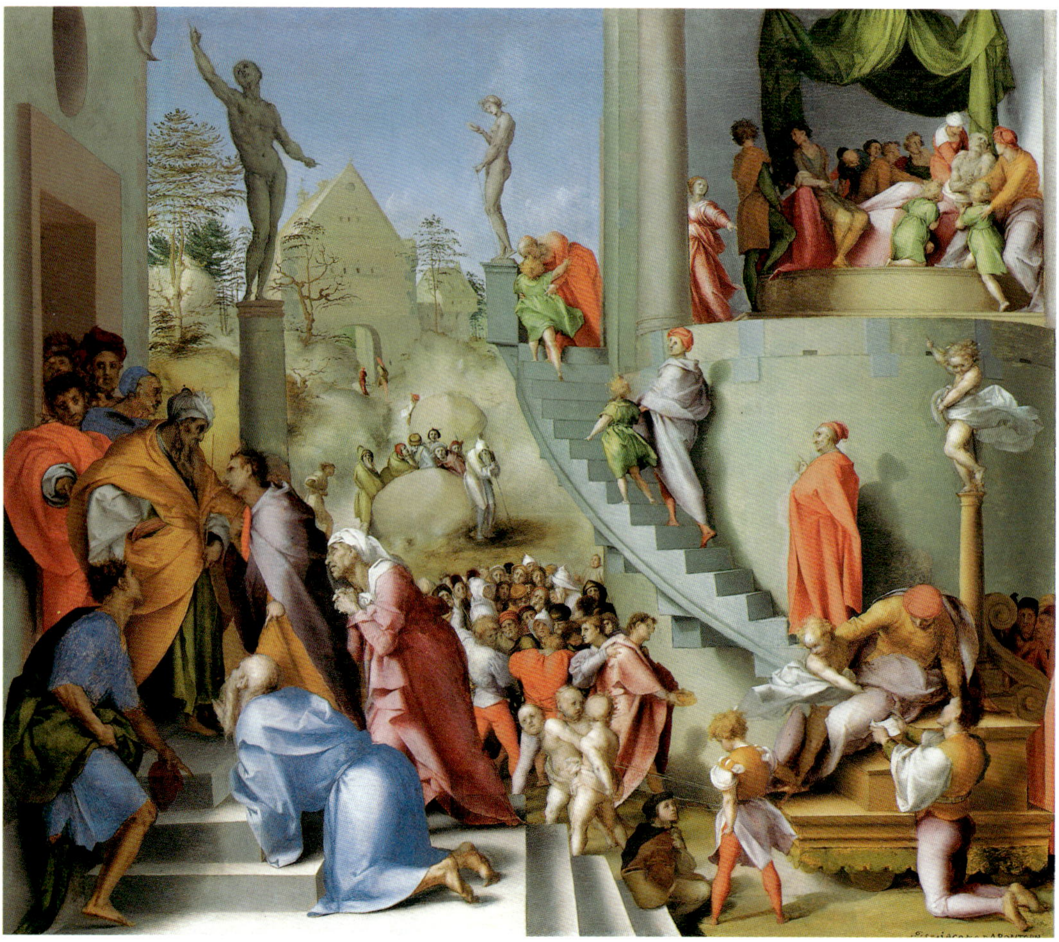

da Messinas *heiligen Hieronymus im Gehäuse* (Abb. 38); bemerkenswert daran ist insbesondere der *sfumato* oder verwaschene Umriß des Schattens, den der Pfau auf die Stufen wirft.

Antonellos Gemälde gemahnt uns auch daran, wie schwierig die Darstellung von Schlagschatten auf unebenem Hintergrund ist. Ein weiteres frühes Beispiel finden wir in Sassettas *Stigmatisierung des heiligen Franziskus* (Abb. 39), wo das himmlische Leuchten der strahlenden Erscheinung hinter dem knienden Heiligen einen komplizierten Schatten hervorruft.

Crivelli erzielt in seinem Gemälde der *Verkündigung mit dem heiligen Egidius* (Abb. 40) durch die Schatten, die Engel und Bischof auf Wand und Boden werfen, eine ähnliche Wirkung.

Ein Meisterwerk dieser Art ist zweifellos die Gruppe von Schatten in Pontormos mehrteiliger Komposition der Josephsgeschichte (Abb. 41), in der die Figuren eine gewundene Treppe hinaufsteigen und kunstvoll konstruierte Schatten auf die runde Mauer dahinter werfen.

Effekte dieser Art beobachtet man am häufigsten bei den harten Schlagschatten durch künstliches Licht. Ter Brugghen beispielsweise zeigt uns in seinem *Konzert* (Abb. 42) den bemerkenswerten Schatten, den die von Kerzenlicht beleuchtete Flöte auf die Wange des Spielers wirft. In Rembrandts *Anbetung der Hirten* (Abb. 43) dient dergleichen Kunstfertigkeit der andächtigen Stimmung: Das Licht, das von der Laterne auf den Stallboden fällt, wird vom Leuchten des Jesuskinds fast vollständig überstrahlt.

Die holländischen Landschaftsmaler des siebzehnten Jahrhunderts wußten in ihren Ansichten den Eindruck der Weite zu unterstreichen, indem sie die Schatten von regenschweren Wolken auf unebenem Gelände hinzufügten (Abb. 44).

Das Innere einer Kirche von Emanuel de Witte (Abb. 45) schließlich erinnert uns an die Möglichkeit, durch Schatten auf Teile der Szene hinzuweisen, die dem Betrachter verborgen sind. Auf der Wand vor uns sehen wir die Lichtmuster, welche die Sonne durch die unsichtbaren Fenster auf die gegenüberliegende Seite des Kirchenschiffs projiziert.

William Collins, ein Genremaler des neunzehnten Jahrhunderts, spielt in seinem Gemälde der *Kommenden Ereignisse*

gegenüber unten:
41 Pontormo, *Joseph mit Jakob in Ägypten*, ca. 1518. Öl/Holz, bemalte Fläche 96,5 × 109,5 cm

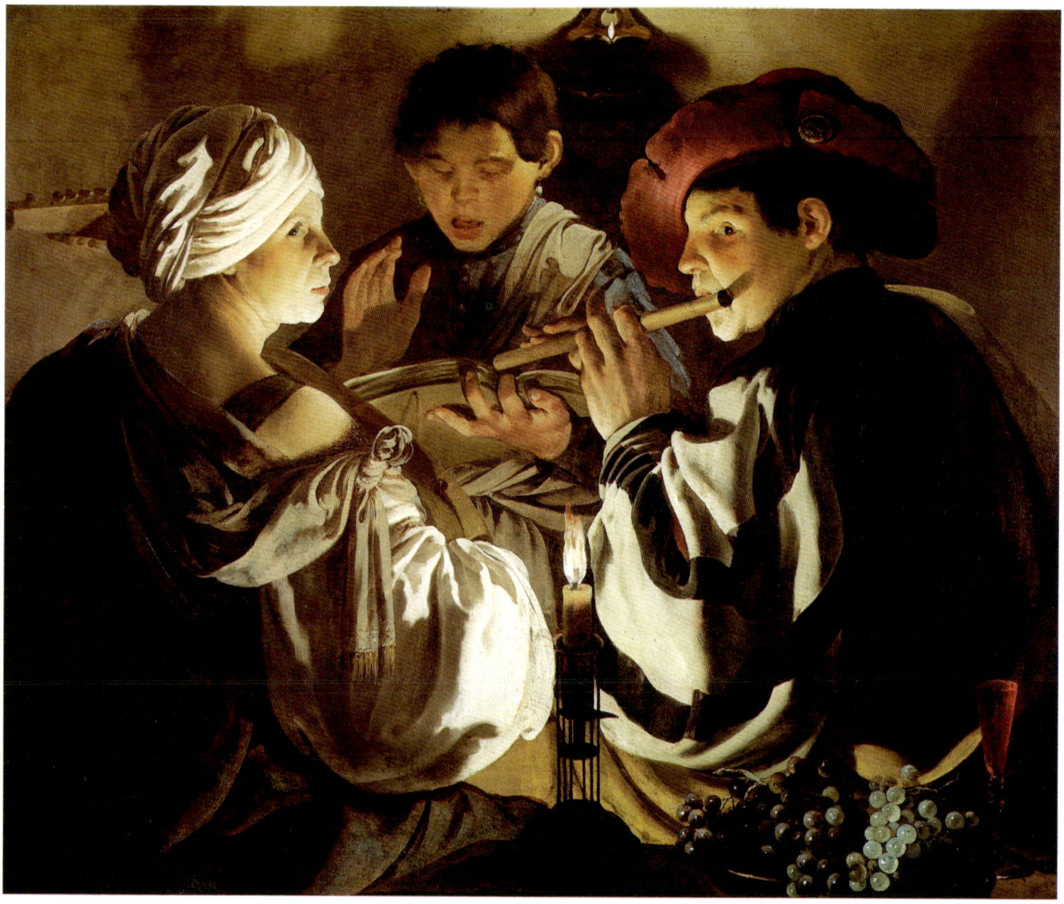

42 Hendrick ter Brugghen, *Das Konzert,* ca. 1626. Öl/Leinwand, 99,1 × 116,8 cm

(Abb. 46)[16] verschmitzt mit der Phantasie des Betrachters, indem er den Schatten eines unsichtbaren Objekts einführt. Das Gemälde zeigt einen Bauernjungen, der soeben das Gatter geöffnet hat und sich an seine Mütze faßt – aber wen will er damit grüßen? Den Reiter, dessen Schatten wir im Vordergrund erkennen.

Dergleichen Gemälde mögen uns etwas gekünstelt erscheinen, aber der Photograph, der seine Bilder gern mit der Sonne im Rücken schießt, wird in seinem Sucher oft die verräterischen Schatten von Dingen entdecken, die außerhalb seines Gesichtsfelds liegen.[17] Man kann sich nur schwer einen eindrucksvolleren Gebrauch dieser Technik vorstellen als in Cartier-Bressons Photo aus Indien (Abb. 47), das einen erschöpften Schläfer zeigt, der im Schatten eines verschnörkelten Tempels vor der Sonne Schutz findet.

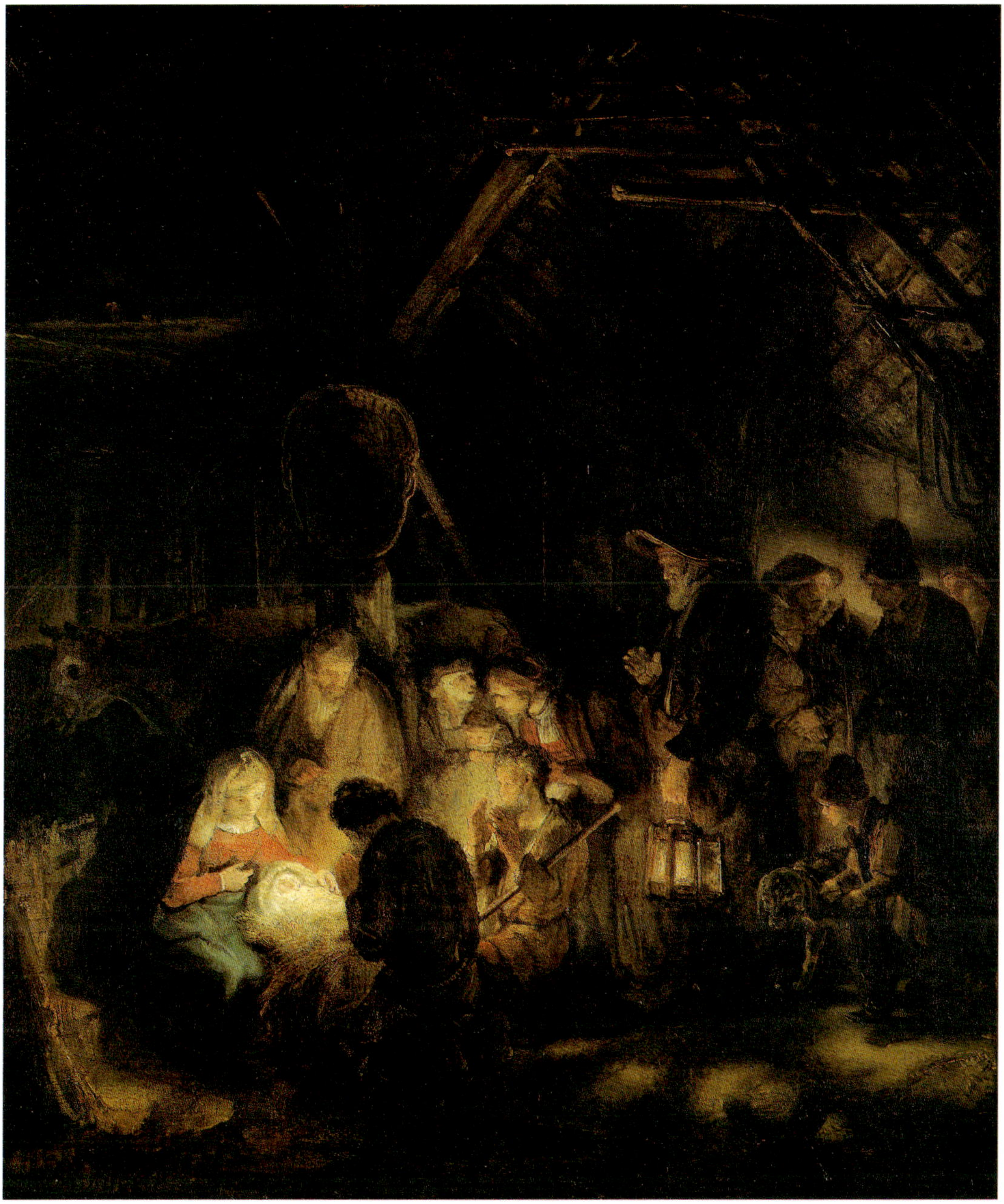

43 Rembrandt,
Die Anbetung der Hirten, 1646.
Öl/Leinwand, 65,5×55 cm

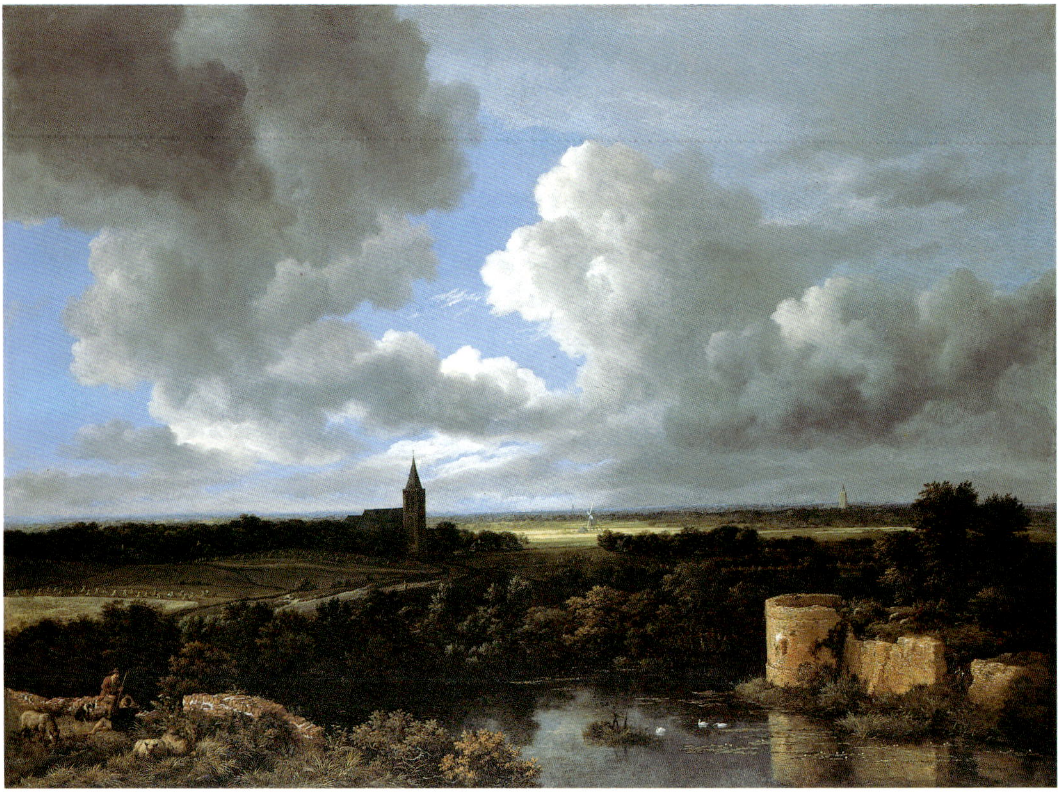

oben:
44 Jacob van Ruisdael, *Weite Landschaft mit Schloßruine und Dorfkirche,* ca. 1665–70. Öl/Leinwand, 109×146 cm

rechts:
45 Emanuel de Witte, *Das Innere der Oude Kerk, Amsterdam, während einer Predigt,* ca. 1660. Öl/Leinwand, 51,1×56,2 cm

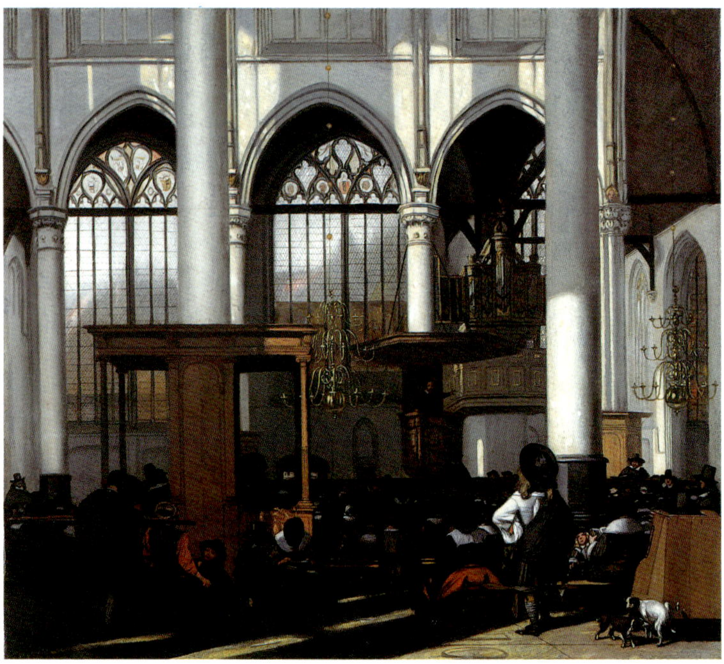

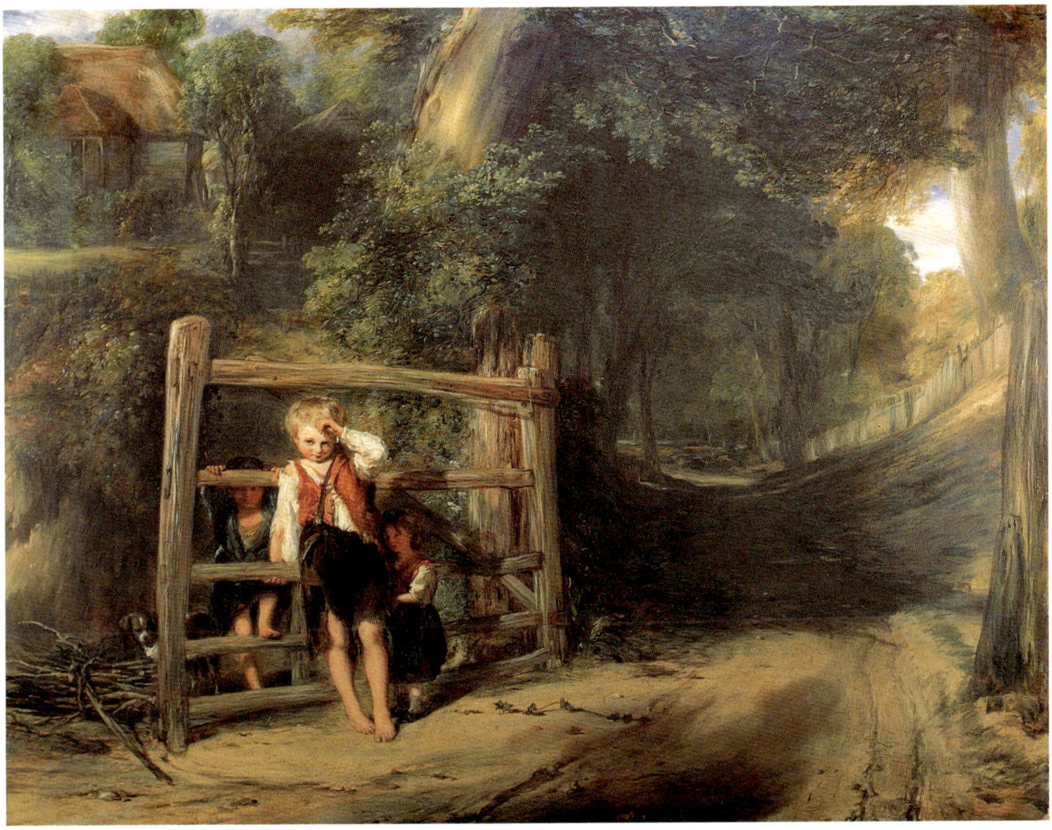

46 William Collins, *Kommende Ereignisse,* 1833. Öl/Leinwand, 71×91,5 cm. Devonshire Collection, Chatsworth

Ob Gauguin in dieser Hinsicht durch die Photographie beeinflußt wurde oder nicht, er hielt diese Verwendung des Schattens jedenfalls für die einzig legitime. Unter Berufung auf die Japaner, die auch ohne Licht und Schatten Hervorragendes leisteten, wollte er auf Schatten, die doch nur dem Illusionismus dienten, am liebsten »ganz verzichten«. »Wenn Du statt einer Figur nur den Schatten einer Person vorgibst,« schrieb er 1888 an Emile Bernard, »hast Du einen originellen Ausgangspunkt gefunden, dessen Befremdlichkeit wohlkalkuliert ist.«[18]

Mehr als zwanzig Jahre zuvor hatte der französische Salonmaler Gérôme mit seiner Vision von Golgatha (Abb. 48), auf der vor dem Hintergrund einer dramatisch beleuchteten Szenerie lediglich die Schatten der drei Gekreuzigten zu sehen sind, erhebliches Aufsehen erregt. Symbolist, der er war, hätte Gauguin vermutlich auch die Verwendung von Schatten zur Offenbarung künftiger Ereignisse gutgeheißen.

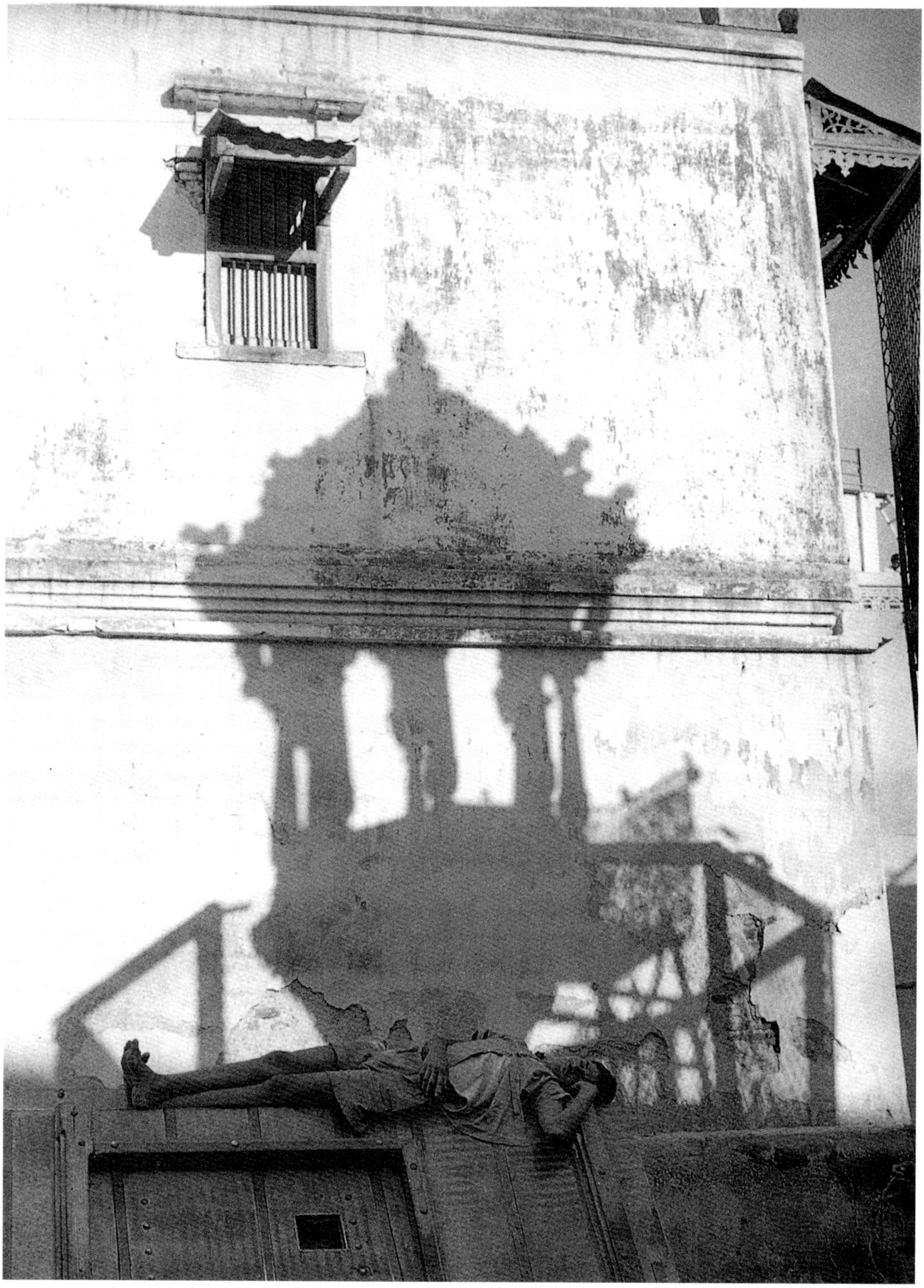

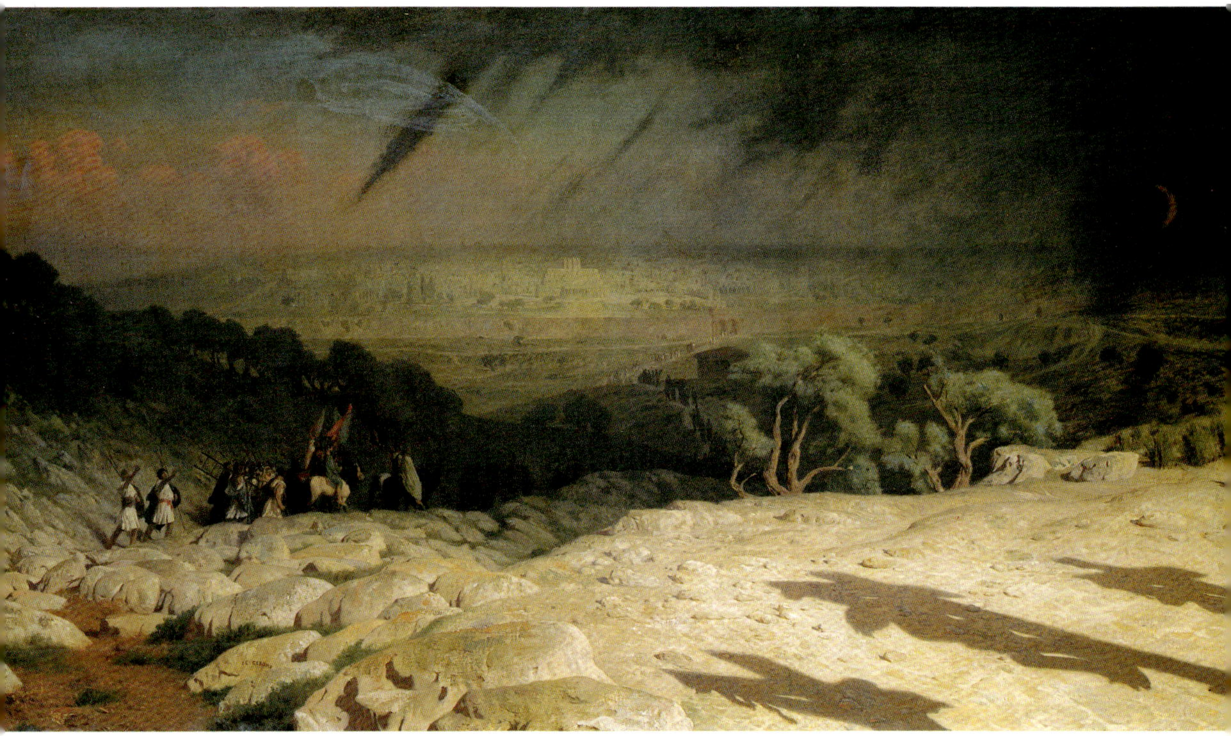

48 Jean-Leon Gérôme, *Golgatha: Consummatum est,* 1867. Öl/Leinwand, 63,5×98 cm. Musée d'Orsay, Paris

Ganz in diesem Sinne verwandelte Holman Hunt den Schatten des jugendlichen Christus in ein Vorzeichen seines späteren Todes am Kreuz (Abb. 49).

Diese Beispiele gehen sämtlich noch von der Ähnlichkeit zwischen dem Objekt und seinem Schatten aus, aber wir alle wissen, daß Schatten auch manipuliert werden können, um Dinge anzudeuten, die gar nicht da sind. Jeder, der zur Belustigung der Kinder schon einmal mit seinen Händen den Schatten eines Häschens mit wackelnden Ohren an die Wand gezaubert hat, muß auf diese Möglichkeit nicht eigens hingewiesen werden. Die besondere Wirkung des manipulierten Schattens beruht auf der Möglichkeit, seine Form zu beleben und auf völlig unerwartete Weise zu verzerren. Wir hatten bemerkt, daß Schattenspiele bereits im vierten Jahrhundert vor Christus von Platon erwähnt wurden (siehe Seite 19), und diese Kunst ist nie ausgestorben, weil sie sich so hervorragend zur Darstellung von Gespenstergeschichten, Teufeln und Kobolden eignet. Hoogstratens Illustration eines solch phantastischen Spiels über mythische Themen,

gegenüber:
47 Henri Cartier-Bresson, *Ahmedabad, Indien,* 1967. Photographie

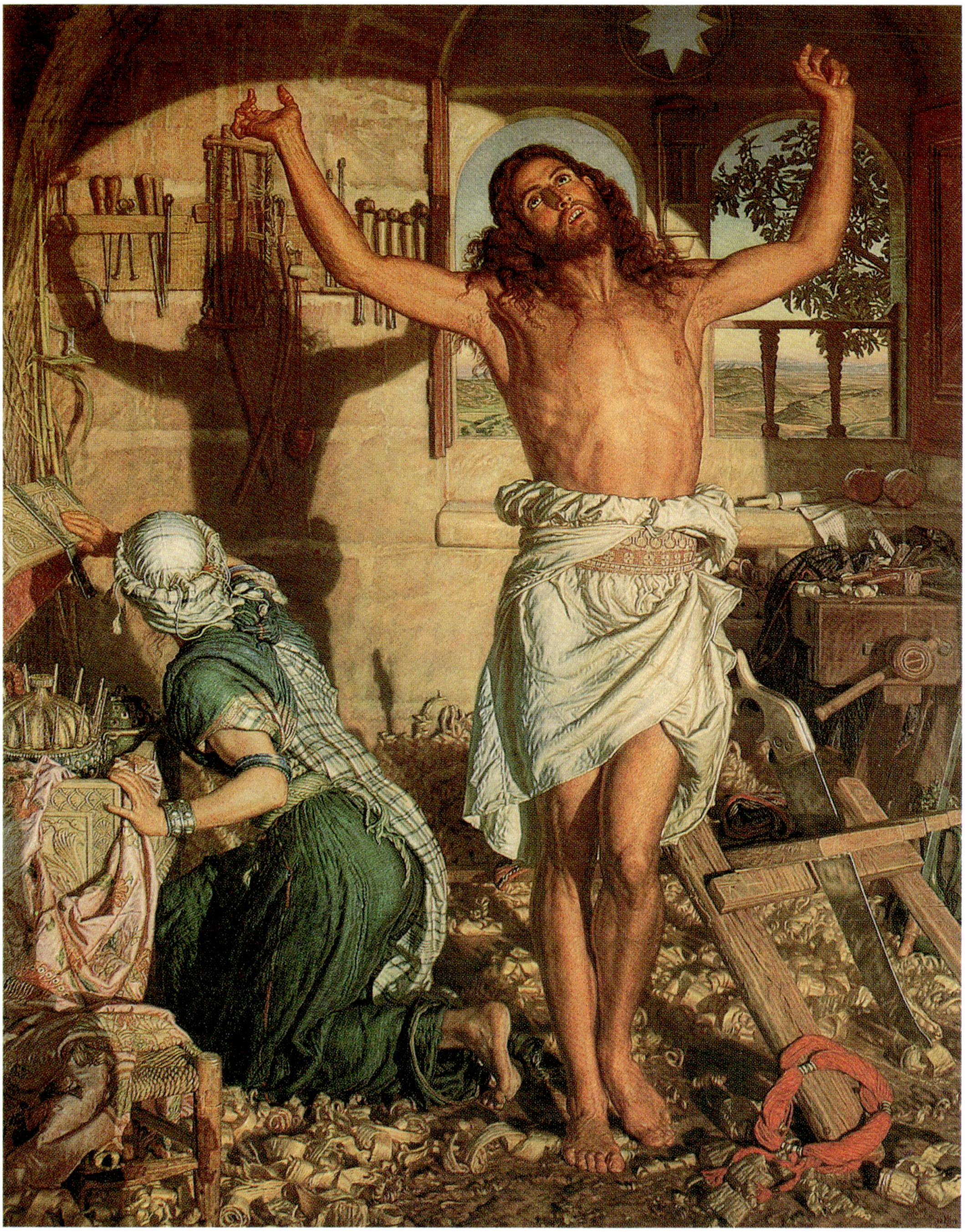

49 William Holman Hunt,
Der Schatten des Todes, 1870–73.
Öl/Leinwand,
214,2 × 168,2 cm. Manchester
City Art Galleries

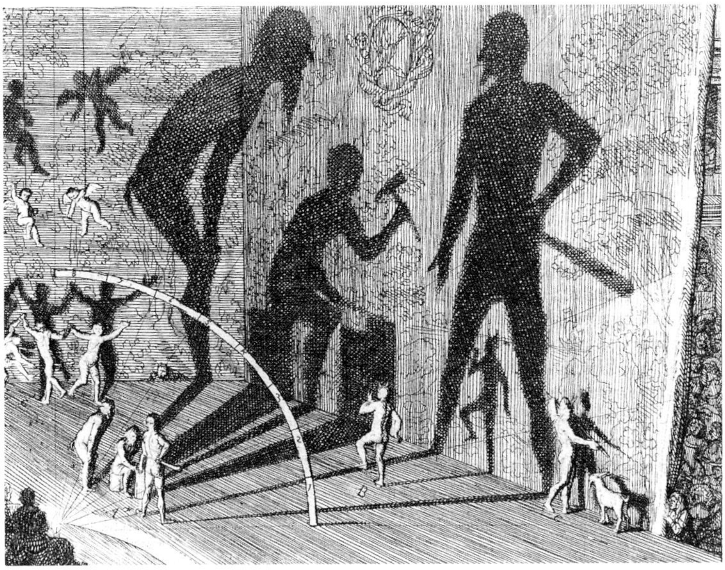

50 Samuel van Hoogstraten, *Schattentheater.* Aus *Inleyding tot de hooghe schoole der schilderkonst,* 1678

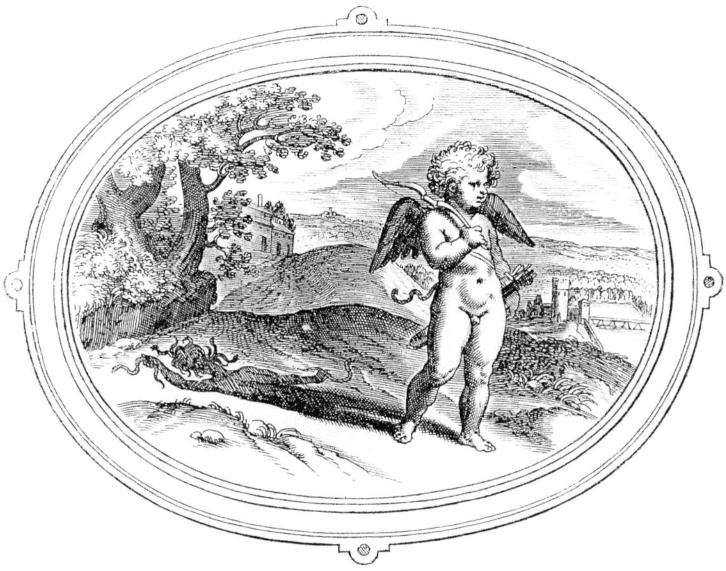

51 Otto van Veen, *INVIDIA als Schatten Amors (Neid ist der Schatten der Liebe).* Kupferstich aus *Amorum Emblemata,* Antwerpen 1608, S. 51

bei dem überdies der Effekt von Rampenlichtern ausgenutzt wird (Abb. 50), ist möglicherweise rein fiktiv, muß es jedoch nicht unbedingt sein. Immerhin waren solche Schattenspiele kurz vor der Erfindung der Photographie und des Films in Frankreich so sehr in Mode, daß man schon von *ombremanie* sprach.[19]

Diese Entwicklungen sprengen mit Sicherheit den Rahmen dieses Buches, doch soll der Leser zum Schluß an jene

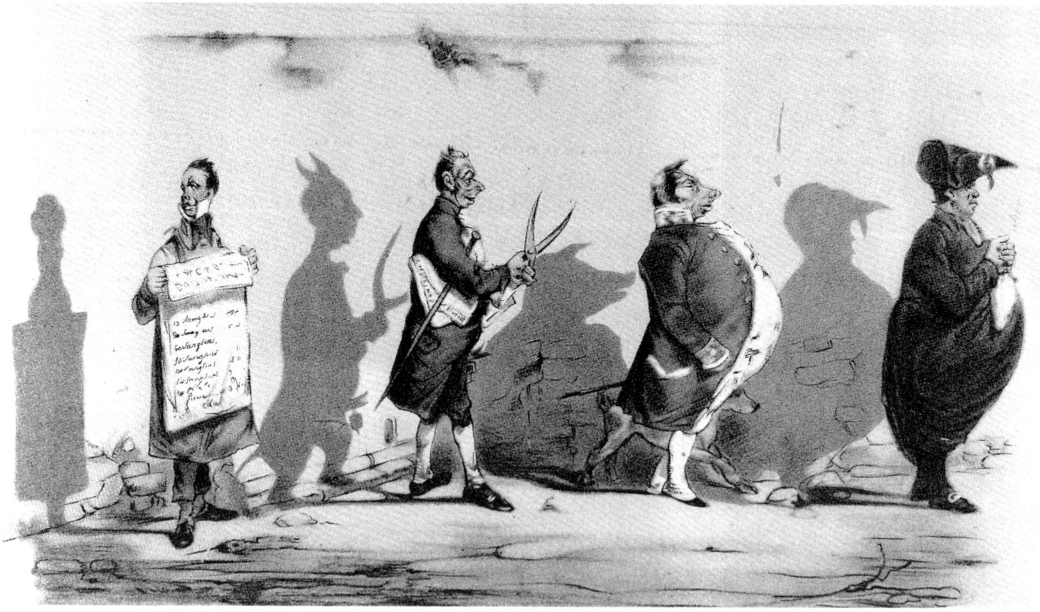

52 Grandville, *Die Schatten (Das französische Kabinett)* aus *La Caricature,* 1830

Bilder erinnert werden, die ursprünglich vielleicht durch solche Belustigungen angeregt wurden und in denen wirkliche oder manipulierte Schatten didaktischen oder satirischen Zwecken dienten.

In einem Emblemenbuch aus dem siebzehnten Jahrhundert verwandelt Otto van Veen den Schatten Amors in eine finstere Erscheinung, um moralisch auf die Verquickung von Liebe und Neid hinzuweisen (Abb. 51), während der Karikaturist Grandville im neunzehnten Jahrhundert auf den einst so modischen Schattenriß zurückgreift, mit dem auch wir unsere Darstellung begonnen haben, um mittels der Schlagschatten der französischen Kabinettsmitglieder auf einer Wand deren wahres Wesen zu enthüllen – Säufer, Teufel, Schwein und Puter (Abb. 52).

Es wird niemanden überraschen, daß Illustrationen für diese Kategorie von Schatten unter den Gemälden der National Gallery nicht zu finden waren; aber es muß doch darauf hingewiesen werden, daß die Beispiele für Schlagschatten in ihren kostbaren Beständen generell ziemlich rar sind. Ich hoffe, dieses Büchlein macht den Lesern Mut, auf eigene Faust die Kunstmuseen zu erkunden und sich dort ihre eigenen Beispiele auszusuchen.

Anmerkungen

1. »Quam multa vident pictores in umbris et eminentia quae nos non videmus« (Cicero, *Accademica* II.20,86).

2. Einen anderen Aspekt dieser Selektivität habe ich in meinem Kapitel »Licht, Farbe und Oberfläche in der Malerei des 15. Jahrhunderts« in *Die Entdeckung des Sichtbaren. Zur Kunst der Renaissance III,* Stuttgart 1987 behandelt.

3. Das Gemälde wurde in dem Katalog *Chinese Calligraphy and Painting in the Collection of John M. Crawford, JR.,* New York 1962, abgebildet. Es stammt von Ch'iao Chung-ch'ang (tätig in der ersten Hälfte des zwölften Jahrhunderts) und illustriert eine Stelle aus einem Prosagedicht mit folgendem Wortlaut: »Als wir die Steigung von Huang-hi passiert hatten, waren schon Frost und Tau gefallen. Die Bäume waren ihres Laubs entkleidet, unsere Schatten lagen am Boden; wir sahen zum Vollmond auf, genossen sein Leuchten um uns herum ...«. James Cahill, der im Katalog den Begleittext verfaßte, hat mich freundlicherweise auf diesen außergewöhnlichen Fall aufmerksam gemacht.

4. Siehe den Eintrag unter »Dial« in der *Encyclopaedia Britannica;* vgl. auch René R. J. Rohr, *Die Sonnenuhr,* München 1984.

5. Thomas Da Costa Kaufmann, »The Perspective of Shadows: The History of the Theory of Shadow Projection« in *Journal of the Warburg and Courtauld Institutes,* Bd. 38, 1975, S. 258–87.

6. Platon, *Politeia,* VII. Buch, 514–15.

7. Ernst Pfuhl, *Die Malerei und Zeichnung der Griechen,* München 1923, und M. H. Swindler, *Ancient Painting,* New Haven 1929.

8. Siehe meinen Aufsatz »Das Vermächtnis des Apelles« in dem unter Anmerkung 2 zitierten Band.

9. Leonardo da Vinci, *Das Buch von der Malerei,* herausgegeben, übersetzt und erläutert von Heinrich Ludwig, 3 Bde., Reprint: Osnabrück 1970, Bd. 1, S. 145, § 87 (Codex Urbinas 40 v.).

10. Kopien von verschiedenen anderen Schattenstudien Leonardos sind offenbar im Codex Huygens erhalten. Siehe Erwin Panofsky, *The Codex Huygens,* London 1940.

11. In vielen alten Handbüchern der Malerei finden sich Warnungen vor der störenden Wirkung von Schatten, insbesondere der Schlagschatten, die von einer Figur auf eine andere fallen, und es wird die Wichtigkeit von Harmonie und Einheit beschworen. Siehe Giorgio Vasari, *Leben der ausgezeichnetsten Maler, Bildhauer und Baumeister von Cimabue bis zum Jahre 1567,* aus dem Italienischen von Ludwig Schorn und Ernst Förster, hg. von Julian Kliemann, 6 Bde., Worms 1983, Bd. I, S. 71f.

12. Zu den farbigen Schatten siehe folgende Passage aus einem Brief des Physikers Lichtenberg an Goethe aus dem Jahre 1793: »Wir glauben jeden Augenblick, etwas zu *empfinden,* was wir eigentlich blos *schließen.* Daher rührt es, daß die schlechten Porträtmahler die Gesichter gantz über und über mit Fleischfarbe anstreichen; sie können sich gar nicht vorstellen, dasz in einem Menschen-Gesicht blaue grüne gelbe und braune Schatten seyn können.« (zitiert aus E. H. Gombrich, *Bild und Auge. Neue Studien zur Psychologie der bildlichen Darstellung,* aus dem Englischen von Lisbeth Gombrich, Stuttgart 1984, S. 30).

13. Plinius, *Historia Naturalis,* XXXV, 151.

14. André Chastel, »Musica depicta«, FMR 1984.

15. Siehe Kapitel I in meinem Buch *Kunst und Illusion. Zur Psychologie der bildlichen Darstellung,* aus dem Englischen von Lisbeth Gombrich, Köln 1967.

16. Siehe den Eintrag unter »Rustic Civility«, einer kleineren Kopie dieses Gemäldes, im *Catalogue of British Oil Paintings 1820–1860* des Victoria & Albert Museum, hg. von Ronald Parkinson, London 1990, S. 36.

17. Zum Schatten in der Photographie siehe M. Luckiesh, »The Cast Shadow« in *Light and Shadow and their Applications,* New York 1961. Zu den simulierten Schatten der Computergraphik siehe William J. Mitchell, *The Reconfigured Eye,* Cambridge/Mass. 1979. Siehe auch *L'Ombra,* hg. Silvana Sinisi, Ausstellungskatalog, Casa del Mantegna, Mantua 1979.

18. H. B. Chipp, *Theories of Modern Art,* Berkeley 1968.

19. Zur Mode der Schattenspiele im Frankreich des neunzehnten Jahrhunderts siehe Michel Melot, *L'Œuil qui rit,* Fribourg 1975, S. 102–4.

Namensregister

Danksagung

Der Autor möchte sich bei Erika Langmuir, Diana Davies, Elizabeth McGrath, James Cahill, Mariëtte Haveman, Professor J. Stumpel und Leonie Gombrich bedanken. Bedauerlicherweise erschien das Buch *Shadows and Enlightenment* von Michael Baxandall (Yale 1995) zu spät, als daß er noch von dessen Erkenntnissen hätte profitieren können.

Ernst H. Gombrich,
geboren 1909 in Wien, emigrierte 1936 nach London, wo er am Warburg Institute arbeitete, von 1959 bis 1976 als Direktor.
Viele Ehrendoktorwürden, Gastprofessuren und andere Auszeichnungen. Zu seinen wichtigsten Veröffentlichungen gehören: *Geschichte der Kunst* (in 15 Sprachen übersetzt), *Kunst und Illusion* und Aufsätze zur Kunst der Renaissance und zu kunsttheoretischen Fragen.

Abb. 4: Rheinisches Landesmuseum, Trier; Abb. 6: Turner Collection, Tate Gallery, London; Abb. 9: Archiv für Kunst und Geschichte, Berlin; Abb. 11: Städelsches Kunstinstitut, Frankfurt/Main; Abb. 47: Magnum, Hamburg; Abb. 48: Musée d'Orsay, Paris. Alle übrigen Vorlagen wurden von der National Gallery, London, zur Verfügung gestellt.

Die Originalausgabe erschien 1995 unter dem Titel
Shadows
The Depiction of Cast Shadows in Western Art

First published in Great Britain in 1995 by
National Gallery Publications Limited,
5/6 Pall Mall East, London SW1Y 5BA.

Der Einband verwendet das Bild *Joseph mit Jakob in Ägypten* (Ausschnitt) von Pontormo (siehe Abb. 41). Gesetzt aus der Korpus Bembo durch die Offizin Gorissen, Berlin. Reproduziert von NovaConcept, Berlin. Gedruckt auf chlor- und säurefreiem Papier und gebunden von Clausen & Bosse, Leck. Printed in Germany.
ISBN 3 8031 3586 9